Beltz Taschenbuch 833

W0055025

Über dieses Buch:

Das Rätsel der Magersucht ist für einen Außenstehenden kaum zu ergründen. Junge Menschen geraten in eine Hungerwelt und hüten sie wie einen geheimen Schatz. Sie zerstören sich selbst, aber sie fühlen sich nicht krank, ganz im Gegenteil: Magersucht ist in ihrem Erleben Leistungsbeweis, Macht und Stärke, Lebenssinn und Lebensinhalt.

»Magersüchtig« ist unter den vielen Büchern zu diesem Thema das einzige, das eine Therapeutin zusammen mit ihren Patientinnen geschrieben hat. Es ist ein Dialog, in dem die Kranken ihre Welt, in der sie leben, schonungslos offenbaren und allmählich ihren Widersinn erkennen. Das Buch wurde geschrieben, um die zu erreichen, die an der Schwelle zur Magersucht stehen oder seit langem magersüchtig sind und vielleicht schon resigniert haben. Diese Absicht spiegelt sich in der lebhaften Resonanz, die dieses Buch – seit seinem ersten Erscheinen mehrfach überarbeitet und erweitert – über ein Jahrzehnt gehabt hat.

Die Autorin:

Dr. med. Monika Gerlinghoff arbeitet als Ärztin und Psychotherapeutin am Therapie-Centrum für Ess-Störungen (www.t-c-e.de) am Max-Planck-Institut für Psychiatrie in München. Sie hat bereits mehrere Bücher zum Thema Magersucht und Bulimie veröffentlicht. Als Beltz Taschenbuch lieferbar sind »Essen will gelernt sein – Ess-Störungen erkennen und behandeln« (zusammen mit Dr. Herbert Backmund), »Was sind Ess-Störungen – ein kleines Handbuch zur Diagnose, Therapie und Vorbeugung« (zusammen mit Dr. Herbert Backmund), »Magersucht und Bulimie – Verstehen und bewältigen« (zusammen mit Dr. Herbert Backmund und Dr. Norbert Mai), das als Standardwerk zum Thema angesehen werden kann.

Monika Gerlinghoff

Magersüchtig

Eine Therapeutin und
Betroffene berichten

Vorwort von Herbert Backmund

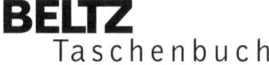

BELTZ Taschenbuch

Besuchen Sie uns im Internet:
www.beltz.de

Beltz Taschenbuch 833
Überarbeitete Neuausgabe

© 2001 Beltz Verlag, Weinheim und Basel
Das Werk erschien zuletzt 1998 in der Serie Piper, Piper Verlag, München
Umschlaggestaltung: Federico Luci, Köln
Umschlagillustration: © Astrid Harry
Satz: Mediapartner Satz und Repro GmbH, 69502 Hemsbach
Druck und Bindung: Druckhaus Beltz, Hemsbach
Printed in Germany

ISBN 3 407 22833 3

Inhalt

Vorwort

»Magersüchtig«, das erste Buch von Monika Gerlinghoff, ist 1985 erschienen. Es war auch damals nicht üblich, dass eine Therapeutin zusammen mit Betroffenen über eine Krankheit, die noch immer viele Rätsel aufgibt, berichtet. Die Unmittelbarkeit der Aussagen, die lebendige Schilderung des oft langen Weges in die Krankheit, die authentischen Berichte über das an Magersucht Kranksein, die kundige Erklärung von oft widersprüchlichen Symptomen, sind eine dringliche Botschaft, v.a. an diejenigen, die selbst an einer Ess-Störung leiden oder auf dem Weg dorthin sind. Wie zahlreiche Briefe in den letzten Jahren bewiesen haben, finden sich viele Magersüchtige in den Texten der Betroffenen wieder, nicht wenige erkennen erstmals, dass sie krank sind, und fassen Mut, selbst eine Behandlung zu beginnen.

Die Berichte der Betroffenen sind heute so aktuell wie vor Jahren. Als durchgehendes Thema drängt sich der oft Besitz ergreifende, keine Individualität zulassende Umgang von Menschen in der Familie auf, in einem verworrenen emotionalen Beziehungsgefüge eng miteinander Lebender. Das Buch von Monika Gerlinghoff kann auch als Aufruf verstanden werden, gesellschaftlich festgelegte familiäre Rollen und die eigene Position in diesem System wenigstens für einen Augenblick infrage zu stellen und zu überwinden.

Über neue Ziele und andere Lebensbedingungen denkt ein Mensch manchmal nach, wenn er an einer bedeutsamen Wende steht, etwa vor einem wichtigen Ereignis am Anfang oder Ende eines Lebensabschnittes. Jede schwere, in Körper und Seele eingreifende Krankheit kann eine Wende bedeuten, umso mehr, wenn es sich um eine psychosomatische Krankheit handelt, als die wir die Magersucht begreifen. Es gehört sogar zu den notwendigen Voraussetzungen ihrer Überwindung, dass die von der Krankheit betroffenen über sich und über ihr Leben umfassend nachdenken. Insofern könnte die diagnostizierte und behandelte Magersucht auch die Chance für ein bewussteres, reicheres Leben werden. Die Therapie setzt bei den Patientinnen einen Bewusstseinsprozess in Gang, der schließlich über den Bereich Krankheit/Gesundheit hinausgeht.

Es ist sicher nichts Außergewöhnliches für junge Menschen, die über gewisse intellektuelle Fähigkeiten verfügen, zwischen ihrem 15. und 25. Lebensjahr über sich und den Sinn des Lebens zu reflektieren. Aber jemand, der in Gefahr war, den Sinn seines Lebens zu verfehlen, weil er sich selbst systematisch zerstört hat und die kreatürliche Angst vor dem Tod und die möglichen Abgründe des Menschseins an sich selbst erfahren hat, wird, wenn er der akuten Gefahr entronnen ist, konkreter über sich und sein Leben nachdenken und seine Umwelt anders verstehen lernen als ein Gesunder. Menschen, die sich nur als abhängig erfahren haben, gewinnen und erleben ein neues Selbstverständnis, wenn ihnen die eigene Fähigkeit, Selbstständigkeit und Freiheit bewusst geworden sind, wenn sie erfahren, wie viel mehr wert es ist, vertrauensvolle Beziehungen einzugehen, als in Einsamkeit und Isolation danach zu streben, dünner zu werden als das dünnste Model.

Die Ursache der Magersucht ist noch nicht geklärt. Wir sprechen von einem multidimensionalen Entstehungsmodell und meinen damit, dass mehrere Faktoren zu ihrer Entstehung zusammenwirken müssen. Das Interesse der Forschung richtet sich vermehrt auf genetische Bedingungen.

Monika Gerlinghoff versteht die Magersucht als eine Krankheit, die im Leben der Betroffenen eine wichtige Funktion erfüllt. Im Laufe der Behandlung gilt es, diese Funktion zu erkennen, um das krankhafte Verhalten überwinden zu können. Darin liegt gleichzeitig die große Chance, ein von einengenden Zwängen, von quälender Selbstunsicherheit oder Fremdbestimmung befreites Leben führen zu können. Die Therapie – auch das wird in diesem Buch deutlich – muss mehr leisten als eine Wiederherstellung des Zustandes vor Ausbruch der Magersuchtssymptome – ein sonst in der Medizin oft angestrebtes optimales Behandlungsziel. Mit einer Korrektur krankhaften Essverhaltens allein ist es aber nicht getan, es geht vielmehr darum, Mut zu machen, ein Leben ohne Magersucht zu wagen.

Das Therapieprogramm mitzumachen bedeutet für eine Patientin weniger, sich einer Therapie zu unterziehen, als vielmehr, die aktive Teilnahme an einer intensiven Schulung, die zum Ziel hat, Einsichten in den individuellen Krankheitsverlauf zu gewinnen, Krankheitssymptome zu begreifen und zu überwinden und alternative Strategien zur Bewältigung von Lebensproblemen zu erarbeiten. Die Patientinnen sollen schließlich lernen, die Verantwortung für ihr Verhalten selbst zu übernehmen.

Letzten Endes waren es die Aufzeichnungen der Patientinnen, die Monika Gerlinghoff dazu angeregt haben, dieses Buch gemeinsam mit ihnen zu gestalten. Die Verfasserinnen selbst möchten mit ihren Lebens- und Krankengeschichten und ihren Krankheitsbewältigungen andere erreichen und dabei denen helfen, die in der Gefahrenzone leben oder die Grenze zur Magersucht schon überschritten haben. Der Sinn dieses Buches ist, Gefährdeten oder ihren Lehrern, Mitschülern und Freunden Anhaltspunkte zur Früherkennung ihrer Gefährdung oder auch schon Krankheit zu geben und ein Begreifen in Gang zu setzen, das über den vordergründigen Erklärungsversuch übertriebener Schlankheitsticks hinausgeht und Mut macht, die Krankheit zu bewältigen und aufzugeben. Was spricht für Hoffnungslosigkeit? Was spricht gegen Hoffnung?

München, im Herbst 2001   *Herbert Backmund*

Schönheits- und Schlankheitsideal

Schlankheit ist heute eine Qualitätsbezeichnung, ein ästhetisches Werturteil. Sie ist Voraussetzung für gutes, gesundes Aussehen; sie ist unerlässlich für die dynamische, leistungsfähige, begehrte Persönlichkeit im Privat- und Arbeitsleben, ist Attribut von Jugend und Schönheit, also höchst erstrebenswert. Diese Botschaft ist allgegenwärtig: in der Werbung, den Medien, der Mode, zahlreichen Buchpublikationen, und der Protest dagegen: »Wir sind rund. Na und?«, bestätigt sie nur. Sie meint zwar beide Geschlechter, aber wahrscheinlich sind Frauen, die von jeher zur Schönheit verpflichtet sind, empfänglicher dafür als Männer. Und speziell an die Frau wenden sich die Zeitschriften mit Schlankheitskuren und Diätvorschriften, damit sie ihrer »Traumfigur« näher kommt, die möglicherweise so aussieht wie die superschlanken Mannequins der Haute Couture in den teuren Modejournalen oder wenigstens den Kleidergrößen der Boutiquen entspricht, die selbstverständlich auch nur Garderobe für schlanke Frauen führen. Das Elegante, Exquisite in der Modebranche ist fast immer identisch mit schmalen Gestalten ohne auch nur eine Andeutung von Rundung, und bemerkenswert ist: je teurer die Geschäfte, desto schlanker, körperloser die Schaufensterpuppen.

Das Angebot zur Identifikation ist für viele Frauen verlockend und frustrierend zugleich, in hohem Maße aber für selbstunsichere junge Mädchen, die auf der Suche nach sich selbst sind und ihre Vorbilder häufig in den Repräsentantinnen des modernen Schönheitsideals, der perfekten Schlankheit, sehen und sich an ihnen orientieren möchten. Aussagen von Magersüchtigen weisen darauf hin:
– »Mein Wunsch nach Schönheit und Schlankheit beschäftigte mich mehr und mehr.«
– »Eine Modelfigur erschien mir erstrebenswert.«

– »Zu Beginn wollte ich den Models nacheifern.«

Aber Schlanksein gilt nicht nur als ästhetisch befriedigend, sondern auch als Zeichen von Elastizität, guter Kondition, Gesundheit, Leistungsfähigkeit schlechthin. Und wer wollte ernsthaft bestreiten, dass Übergewicht oder, im Extremfall, Fettleibigkeit nicht nur dem heutigen Schönheitsideal widerspricht, sondern auch ein verbreitetes Gesundheitsproblem darstellt.

Laut Statistik sind *65* von 100 Bundesbürgern krank durch falsche Ernährung und *8,5* Millionen übergewichtig. Da bekommen die Diäten zum Abnehmen, in manchen Fällen sogar Fastenkuren, ihren Sinn, da können sie sogar lebensnotwendig werden.

Tut also im Grunde nicht jeder, der eine schlanke Figur anstrebt, etwas für sein Wohlbefinden, für ein langes, gesundes Leben? Und ist die Schlankheit demzufolge nicht auch ein Gesundheitsideal, das schon ein Opfer wert sein soll, vor allem dann, wenn obendrein ein attraktives Aussehen der Lohn dafür ist?

Schlankheit lässt sich durchaus als erstrebenswerte Qualität begründen, ob unter ästhetischen oder gesundheitlichen Gesichtspunkten – bis zu einer Grenze, über die hinaus der Umschlag ins Gegenteil erfolgt und das maßvolle Essverhalten, die vernünftige Diät in Unvernunft, Maßlosigkeit und Sucht ausarten und die Schlankheit sich zur krankhaften Magerkeit entwickelt.

Wo verläuft diese Grenze? Wo beginnt die Gefahrenzone? Wer ist besonders anfällig dafür, die Grenze zu überschreiten? Welches sind die Ursachen und Folgen? Wie sind sie zu erkennen und wie ist ihnen zu begegnen? Auf diese und damit zusammenhängende Fragen versuchen wir – 23 magersüchtige Patientinnen und ich – in diesem Buch eine Antwort zu finden. Die Patientinnen waren alle in stationärer Behandlung im Max-Planck-Institut für Psychiatrie, München.

Im Rahmen unserer Magersuchtbehandlung ist das Schreiben der eigenen Krankengeschichte ein wichtiger Bestandteil im Sinne der Krankheitsbewältigung. Ich habe aus den Selbstdarstellungen und Analysen von magersüchtigen Patientinnen seit Jahren Genaueres und Differenzierteres über das Wesen dieser Krankheit erfahren als aus der Fachliteratur. Die Berichte zeichnen sich durch eine eigene Sprache aus und weisen bei allen individuellen Divergenzen so spezifische Gemeinsamkeiten auf, dass man fast von einem Idiom der Magersüchtigen sprechen könnte; dieses verbindet sie auch in den Gruppengesprächen und schafft unter ihnen eine Atmosphäre des Erkennens, des Verstehens und vor allem des Vertrauens, ohne das ein Sprechen über sich selbst vor anderen kaum möglich wäre. Ich hoffe daher, dass die Betroffenen, die auch in diesem Buch in ihrer Sprache schreiben, andere Betroffene direkt anzusprechen vermögen und dadurch vielleicht zum Nachdenken bewegen.

Es fing alles ganz harmlos an

Julia:
»Ich weiß schon gar nicht mehr so genau, wie alles anfing. Es waren sicher mehrere Ereignisse, die mich auf die Idee brachten, abzunehmen. Auf einem Foto ärgerten mich meine Hamsterbacken; dann probierte ich Jeans in einem Jeansladen an und erschrak über meine fetten Oberschenkel; etwa zu dieser Zeit sagte mein Bruder, als ich mir gerade ein Eis auf der Straße gekauft hatte, ich könne es ihm ruhig geben, bei meinem fetten Hintern; und dann nannte mein Freund mich einmal in der Klasse vor allen ›Mops‹.

In meiner Familie hatte sich bisher niemand Gedanken über sein Gewicht gemacht und so gab es bei uns zu Hause auch keine Waage. Als ich dann bei meinem Freund war und wir gerade wieder zusammen eine Tafel Schokolade verdrückten, wollte ich es wissen. Ich stellte mich auf die Waage und wog 45,5 kg bei einer Größe von 1,53 m. Ich glaube, dass ich danach nicht mehr am Nachmittag pausenlos Schokolade und Kekse in mich hineinstopfte, und so nahm ich bis zu den Sommerferien 2 kg ab. In den Ferien machte ich dann meine erste richtige Diät. Ich fand sie grauenhaft: zwei Tage lang immer nur Magerquark, und meine Familie aß die feinsten Sachen. Diese zwei Tage hatte ich eine Saulaune. Dann fuhren wir zu meinen Großeltern, wo wir auf der Durchreise nach Frankreich für eine

Nacht blieben. Ich stellte mich dort auf die Waage und hatte tatsächlich, wie in dieser dämlichen Zeitschrift versprochen, 1 kg abgenommen. ›So bist du prima‹, meinten alle. Aber in Frankreich angekommen, trank ich keine Limonade mehr, sondern nur noch Mineralwasser. Abends gab es im Hotel sehr gutes Essen mit vielen Gängen. Ich aß wenig und ließ entweder die Suppe oder den Käse ganz weg. Ehrlich gesagt, freute es mich riesig, wenn meine Eltern mich aufforderten, mehr zu essen, ich aber immer standhaft blieb.

Wieder zu Hause, stellte ich zufrieden fest, dass ich nur noch 40 kg wog. In den Ferien hatte ich eine ›Brigitte‹ gekauft, in der eine Kalorientabelle zum Herausnehmen war. Und dann fing ich mit dem Schlimmsten an: Ich rechnete ganz genau aus, wie viele Kalorien ich zu jeder Mahlzeit aß, und wog alles auf der Küchenwaage ab, vom Brot über Nudeln bis hin zur Milch. Meine Eltern bedrängten mich, mehr zu essen, aber das war für mich erst recht Ansporn, weiterzumachen.«

Bettina:

»Ich hatte mir oft fest vorgenommen und versucht, abzunehmen, brachte es aber nicht zustande. Meine Freundin war mein großes Vorbild, ich wollte unheimlich gern ihre Jeans anziehen können, doch leider war ich zu pummelig oder wie man es nennen mag. Bei Einkäufen machte es mich wütend, wenn ich größere Hosen brauchte als für mein Alter üblich. In den Sommerferien verarschte mich unser Bademeister häufig wegen meiner Figur, und im September stand mein Entschluss dann fest: Ich wollte abnehmen und im nächsten Sommer endlich einen Bikini anziehen. Ich hatte den meiner Freundin probiert, aber als ich meinen fetten Bauch sah, zog ich ihn sofort wieder aus. Erstes Ziel: bis zu meinem 15. Geburtstag 50 kg bei meiner Größe von damals 1,60 m. Ich weiß, dass es mir anfangs sehr schwer fiel, abends nichts zu essen. Es dauerte ewig lange mit dem Abnehmen, auf jede 100 g war ich irre stolz. An meinem Geburtstag hatte ich mit viel Mühe wenigstens 52 kg erreicht, mein Wunschgewicht war es aber noch nicht. Dann fuhr ich mit der Klasse ins Skilager. Abends war ich traurig, wenn ich nicht zum Tanzen aufgefordert wurde. Ich dachte, es läge bestimmt an meiner blöden Figur, und nahm mir vor, noch mehr abzunehmen. Als Ziel setzte ich mir 48 kg, weil das die meisten in meiner Klasse wogen.

Nun ging es los: möglichst wenig essen, keine Süßigkeiten zwischendurch, auf alle Fälle keine Butter aufs Brot, hauchdünne Brotscheiben.

Ich dachte damals, dass ich schon vom Anblick eines Plätzchens wahnsinnig fett würde. Dann begann ich mit Waldläufen. Ich aß bei den Mahlzeiten gerade eben so viel, dass meine Eltern zufrieden waren und Ruhe gaben. Ich weiß noch genau den Tag, an dem ich 45 kg wog. Damals dachte ich mir: Jetzt darfst du nicht weiter abnehmen, sonst wird es gefährlich. Als ich dann nur noch 43 kg wog, war ich geschockt und bekam Angst. Ich nahm mir fest vor, mehr zu essen, brachte es aber nicht fertig. Als meine Eltern dann auch noch anfingen, mich unter Druck zu setzen, war es ganz aus. Ich wollte mich nicht zum Essen zwingen lassen, von meinen Eltern schon gar nicht, nein.«

Jeannette:
»Ich wog mit 19 Jahren etwa 58 kg und war 1,67 m groß. Ich dachte mir, ich müsste zumindest so viel abnehmen, dass mir meine alten Jeans wieder passten, die ich getragen hatte, als ich 17 war.

Es wird einem ja so leicht gemacht: Man braucht nur eine x-beliebige Zeitschrift aufzuschlagen, und schon liest man von ›Idealdiät‹, ›Abnehmen leicht gemacht‹, ›Es schadet nichts, wenn Sie mal einen Tag Nulldiät einlegen‹ … und in so einer Zeitschrift fand ich dann auch eine Kalorientabelle von A bis Z, die ich fortan immer häufiger studierte. Es machte mir wirklich Spaß, mir kalorienbewusst und gesundheitsbewusst Menüs zusammenzustellen. Schließlich hatte ich auch Erfolg und ein paar Kilo abgenommen. Und was das Schönste war: Ich konnte mich tatsächlich wieder in meine alten Jeans zwängen. Dann wurde es aber zu Hause schwierig, denn natürlich hatte meine Familie mitbekommen, dass ich immer weiter abnahm. Zuerst sprach ich auch noch darüber, was ich aus meinen Zeitschriften gelernt hatte: dass jeder auf seine Figur zu achten habe; dass es gesünder sei, schlank zu sein, und dass man bestimmte Produkte wie Vollkornerzeugnisse und eiweißhaltige Lebensmittel kohlehydratreichen vorziehen soll. Als mein Vater immer wütender wurde und schimpfte, ich solle nicht solch dummes Zeug glauben, ließ ich es, darüber zu reden. Außerdem behauptete er immer, ich sähe überhaupt nicht mehr gut aus. Das glaubte ich allerdings ganz und gar nicht: Ich fühlte mich super, zum einen, weil ich mich wirklich schön fand mit meiner Figur, zum anderen sagten mir das auch einige Klassenkameradinnen und auch mein Freund, der mich damals, als ich noch dick war, oft damit geärgert hatte, wie ich wohl einmal mit 30 aussehen würde bei meinem Appetit. Kurz und gut, ich freute mich darüber, dass es mir gelungen war, abzunehmen, und dass ich bewundert wurde. Aber anstatt nun mit dem Fasten aufzuhören, steigerte ich mich immer mehr hinein.«

Jacqueline:
»Mit 14 Jahren schwärmte ich für einen Jungen aus meiner Schule, Michael. Im Winter fuhren wir mit einer Jugendgruppe in die Schweiz ins Skilager. Ich war damals zum ersten Mal von zu Hause fort; Michael war auch dabei. Am Ende dieser Woche, die für mich eigentlich sehr schön war, erfuhr ich so nebenbei, dass Michael sich in ein Mädchen aus unserer Schule, Sabine, verliebt hatte. Viele hielten sie für die Schönheit der ganzen Schule, und auch ich hatte sie im Stillen schon lange wegen ihrer Superfigur und ihrer langen schwarzen Haare bewundert und beneidet. Mich dagegen fand ich dick, dumm und hässlich. Ich fühlte mich unendlich minderwertig und unsicher. Früher hatte ich mich mit meinen Brüdern kräftemäßig gemessen, jetzt begann ich mich mit Mädchen zu vergleichen. Ich legte auf einmal Wert auf mein Aussehen und ertappte mich des Öfteren dabei, dass ich mich vor allem mit Sabine verglich und mir ihre Traumfigur wünschte.

Bis zu dieser Zeit hatte ich sehr viele Süßigkeiten gegessen, was meine Mutter immer ärgerte. Oft ließ ich das Pausenbrot liegen und kaufte mir etwas Süßes. Doch nach diesem Ferienaufenthalt stand für mich fest, keine Süßigkeiten mehr zu essen, und tatsächlich nahm ich einige Pfunde ab. So ging es weiter; mein Wunsch nach Schönheit und Schlankheit wuchs und beschäftigte mich mehr und mehr. Mein Hauptgedanke war Abnehmen.«

Magersucht

Julia, Bettina, Jeannette und Jacqueline sind magersüchtig geworden. Sie haben Diäten gemacht wie so viele Mädchen in ihrem Alter; auch ihre Motive – in einem Bikini gut aussehen, in enge Jeans passen, mit der Superfigur der Freundin konkurrieren, dem Freund gefallen, cool und in sein, kränkende Bemerkungen der Umwelt widerlegen – hatten sie mit vielen Gleichaltrigen gemeinsam.

Und doch sind sie krank geworden und die vielen anderen nicht. Julia und Bettina kamen bereits zwei Jahre, nachdem alles ganz harmlos angefangen hatte, in die Klinik, Jacqueline erst nach siebenjähriger unbehandelter Krankheit. Jeannette hatte sich innerhalb von zwei Jahren auf ein Gewicht von 33 kg heruntergehungert. Sie musste aufgrund akuter Lebensbedrohung zunächst sechs Wochen auf einer internistischen Intensivstation behandelt werden, ehe wir sie in unsere Klinik aufnehmen konnten.

Die Diagnose bei allen vier Mädchen lautete in der medizinischen Fachsprache: Anorexia nervosa, das heißt in wörtlicher Übersetzung: nervöse Appetitlosigkeit, wird aber allgemein und zutreffender im deutschen Sprachraum als Pubertätsmagersucht bezeichnet.

Wie konnte es so weit kommen? Was die vier berichten, unterscheidet sich auf den ersten Blick kaum von den unzähligen Darstellungen erfolgreich praktizierter Schlankheitskuren. Bei genauerer Betrachtung kann man jedoch Anzeichen entdecken, die bereits in diesem Stadium auf einen anderen Verlauf, auf zwanghaftes Verhalten hindeuten. Wie Julia, Jeannette, Bettina und Jacqueline verlieren alle Magersüchtigen mit der Zeit ihr Ziel aus den Augen, ihr Ziel: abzunehmen, um schlanker und damit schöner und begehrenswerter zu werden. Sie nehmen immer weiter ab; längst sind ihre Motive und ihre Wege zum Dünnwerden andere geworden. Und so wird aus einem »Schlankheitstick« oder »Schönheitsfimmel« eine Krankheit, eine Krankheit der modernen Wohlstandsgesellschaft, wie man meinen könnte. Das trifft allerdings nur bedingt zu, denn die Pubertätsmagersucht ist bereits seit dem 17. Jahrhundert bekannt. Richtig ist, dass sie in den letzten Jahren in den reichen Industrieländern stetig zugenommen hat.

Magersucht – eine psychosomatische Krankheit

Es erkranken hauptsächlich Mädchen in der Pubertät, wesentlich seltener Jungen. Das Verhältnis beträgt etwa 10:1. Mit einem neuen Körperbewusstsein in dieser Phase der Entwicklung erwacht meistens auch das Interesse an der eigenen Erscheinung in ihrer Wirkung auf andere, besonders auf das andere Geschlecht. Das kann mit Irritationen und Ängsten einhergehen und für äußere Vorbilder, gängige Schönheitsideale anfällig machen. Je größer die Verunsicherung, desto größer ist auch das Bestreben, in der Nachahmung, ja Kopierung solcher Vorbilder Halt und Bestätigung zu finden. Auch Jungen können selbstverständlich in der Pubertät psychisch erkranken; aber ihre Verunsicherungen äußern sich anders und auch ihre Gefährdungen liegen in der Regel in anderen Bereichen.

Weil die Magersucht in der Pubertät beginnt, haben viele Eltern die Hoffnung, dass sie ebenso wieder verschwindet, wie sie gekommen ist, dass sie wie vermeintlich alles Pubertäre vergänglich ist. Dies ist leider eine irrige Meinung, denn unbehandelt ist die Prognose der Magersucht schlecht. Die Sterblichkeitsrate ist alarmierend hoch, etwa zehn von hundert Magersüchtigen sterben an Herz- und Kreislaufversagen.

Die Pubertätsmagersucht tritt als psychosomatische Erkrankung in Erscheinung. Die offenbar zugrunde liegenden psychischen Probleme äußern sich in organischen Symptomen und abweichenden Verhaltensweisen. Hauptsymptom ist der starke Gewichtsverlust, der bis zu *50 %* unter das Idealgewicht* gehen kann. Der Gewichts-

---

* Idealgewicht = Normgewicht minus 10 %

verlust wird primär durch Hungern erreicht, häufig gepaart mit Energie verbrauchender Bewegung wie Gymnastik, Leistungssport und Konditionstraining. Fressattacken mit anschließendem, selbst herbeigeführtem Erbrechen sowie Abführmittelmissbrauch folgen nicht selten einer Zeit des Nur-Hungerns, sind aber keineswegs zwingend für die Diagnose. Die Symptomatik wird in der Regel sehr bald durch geschickte Täuschungsmanöver vor der Familie verheimlicht.

Das Befinden der Betroffenen ist zunächst ausgezeichnet, während sich im Körper bereits krankhafte Veränderungen vollziehen. Der Organismus stellt sich auf die Bedingungen der chronischen Mangel- und Unterernährung ein, passt sich an und schaltet gewissermaßen auf Sparflamme. Es kommt zu Blutdrucksenkung, Verlangsamung des Pulses, Senkung des Stoffwechsels und der Körpertemperatur, Störungen im Hormonhaushalt mit Sistieren der Periode.

Es ist die Tücke dieser Krankheit, dass die Anpassung des Organismus nach außen perfekt ist. Die Schwere der Erkrankung bleibt dadurch lange Zeit den Eltern und leider auch Ärzten verborgen, ganz zu schweigen von den Betroffenen selbst, die erste Warnsignale des Körpers nicht nur überhören, sondern sich geradezu davon angestachelt fühlen, sowohl ihre geistige als auch ihre körperliche Leistungsfähigkeit immer weiter zu steigern. Für sich selbst und für die Umwelt liefern sie damit den überzeugenden Beweis dafür, dass sie gesund sind. Daher sind die Todesfälle, die bereits aus dieser Phase bekannt sind – z. B. infolge großer körperlicher Anstrengung –, für die Angehörigen so völlig unbegreiflich.

Erst zu einem späteren Zeitpunkt kommt es zu Schwächeanfällen, ständigem Frieren, Haarausfall, Schlafstörungen, Konzentrationsstörungen sowie Verschlechterung des psychischen Befindens mit Gereiztheit, schwerer depressiver Verstimmung, Todessehnsucht oder Todesangst. Die ärztliche Untersuchung deckt in diesem fortgeschrittenen Stadium alarmierende Befunde am Blutdruck, Puls, EKG, im Mineral- und Hormonhaushalt auf, und nicht selten zeigt sich im Computertomogramm des Gehirns eine abnorme Erweiterung der Flüssigkeitsräume im Gehirn und an der Gehirnoberfläche.

Die nähere Umwelt ist inzwischen auch aufmerksam geworden und reagiert. In den Familien kommt es zu unerträglichen Spannungen und schweren Auseinandersetzungen. Die Eltern versuchen, ihre magersüchtige Tochter wieder zu normalen Essverhaltensweisen zu zwingen, treiben sie dadurch leider in der Regel nur weiter in die Krankheit. Die Magersüchtige will und kann den für sie existenziell wichtig gewordenen Weg nicht verlassen. Entgegen der verbreiteten Meinung in der Fachliteratur, dass Magersüchtige keine Krankheitseinsicht haben, konnte ich bei zahlreichen Patientinnen feststellen, dass sie sich ab einem bestimmten Zeitpunkt sehr wohl der Krankhaftigkeit ihres Verhaltens bewusst waren. Aber sie verleugnen das, einmal, weil sie ihren Weg zunächst nicht aufgeben wollen, später, weil sie es nicht mehr können. Außerdem ist es mit ihrem mühsam erworbenen Selbstwertgefühl schwer in Einklang zu bringen, fremde Hilfe in Anspruch zu nehmen.

Die unbehandelte Pubertätsmagersucht hat verschiedene Verläufe. Jeannette hatte sich bereits nach zwei Jahren bis an die Grenze gehungert, an der akute Lebensgefahr besteht. Auch an ihr wurde mir die Tücke der Magersucht wieder erschreckend deutlich. Jeannette kam um 14 Uhr zu einem Gespräch zu mir. Bis 13 Uhr hatte sie eine mehrstündige Klausur geschrieben, die später mit der Note 1 bewertet wurde. In dem Gespräch war sie dann nicht mehr in der Lage, genaue Angaben zu ihrer Person und Vorgeschichte zu machen. Wie sie mir Wochen später erzählte, konnte sie sich an unsere erste Begegnung nur noch schemenhaft erinnern. Ich brach das Gespräch nach kurzer Zeit ab und zwei Stunden später lag sie auf einer Intensivstation. Ihr Zustand war bereits so ernst, dass sie über eine Woche in Lebensgefahr schwebte.

Diese Erfahrung ist kein Einzelfall. Sie zeigt das Unheimliche, Unberechenbare dieser Krankheit, die den Organismus hinter der Fassade scheinbar intakter Funktionstüchtigkeit und Leistungsfähigkeit schwächt und schädigt, um sich dann plötzlich in einem unerwarteten Zusammenbruch zu äußern. Jeannette hatte vermutlich in der Klausur alle ihre Kräfte aufgeboten und ihre letzten Reserven verbraucht; sie war dann in der Entspannung zusammengebrochen, womit sie ihrem eigentlichen körperlichen Zustand, wenn auch ungewollt und gezwungenermaßen, entsprach.

Die unbehandelte Krankheit kann aber auch wesentlich länger dauern und muss keineswegs immer bis zur Lebensbedrohung gehen. Ein Beispiel dafür ist Henriette, die mir nach siebzehnjähriger heimlicher Krankheit aufgrund eines Zeitungsartikels einen Brief schrieb:

»Ich habe Ihren Artikel über die Anorexia nervosa gelesen und kann aus eigener langjähriger Erfahrung alles bestätigen. Seit etwa siebzehn Jahren leide ich an dieser Krankheit, zu der dann auch noch seit einigen Jahren die so genannte Fresssucht gekommen ist.

Als ich magersüchtig wurde, wusste ich noch nicht einmal, dass es so eine Krankheit überhaupt gibt. Ich war stolz auf mein Untergewicht und meine Figur. Zum ersten Mal las ich in einer amerikanischen Zeitschrift über diese Krankheit. Den Weg in eine Psychotherapie habe ich nicht geschafft. Ich konnte einfach mit keinem Menschen darüber sprechen. Plötzlich merkte ich, dass meine Haut faltig wurde, und damit begann das wirkliche Chaos in meinem Leben. Bis dahin war ich zufrieden mit meinem Aussehen und mit meinem Studium. Ich hatte vor allem noch Hoffnung, es alleine zu schaffen. Aber dann änderte sich alles. Ich habe meine Diplomprüfung nicht gemacht, wozu auch? Ich habe ein zweites Studium angefangen, aber keine Prüfungen mehr gemacht, weil ich nicht mehr lernen konnte. Es fällt mir schwer, darüber zu schreiben, und ich weiß nicht, ob Sie es sich vorstellen können: Ich habe durch das ständige Zu- und Abnehmen einen Körper wie eine uralte Frau. Meine Haut ist schlaff, ich habe einen Hängebusen und Schwangerschaftsstreifen. Durch die Krankheit habe ich mich psychisch und physisch zugrunde gerichtet; mein Leben besteht nur noch aus Lügen und dafür schäme und hasse ich mich. Aber ich habe nicht mehr die Kraft, es zu ändern. Ich bin der totale Versager. Vielleicht ist es das Gefühl, meine Familie so enttäuscht zu haben, was ich am wenigsten verkraften kann. Ich wünsche sehr, dass viele Magersüchtige, Eltern und Ärzte Ihren Artikel lesen und betroffenen Mädchen rechtzeitig geholfen werden kann. Mein Leben ist vorbei, ich denke nur noch an Selbstmord.«

Henriette hatte ihren Selbstmord bereits detailliert geplant, vorbereitet und den Zeitpunkt festgelegt. Ich habe ihren Brief als Hilferuf verstanden, und sie nahm mein Angebot an, einen Therapieversuch zu machen.

Magersüchtige schildern ihre Krankheit

Julia, Tanja, Martina und Jacqueline beschreiben die zentralen Symptome der Magersucht und ihre typischen Verhaltensweisen im Verlauf ihrer Erkrankung. Eine jede sagt, bei aller Individualität ihrer Lebensgeschichte, Charakteristisches über die Krankheit aus.

Es ist mir, nicht nur für dieses Kapitel, schwer gefallen, dass ich aus den teilweise sehr ausführlichen Berichten der Patientinnen eine Auswahl treffen musste, um den Rahmen dieses Buches nicht zu sprengen.

Hungern – Kalorien verbrauchende Bewegung – Essvermeidungsverhalten – Täuschungsmanöver

Julia:

»Ich wog mich jeden Tag. Mein Frühstück bereitete ich mir selber zu. Es wurde immer weniger. Die Milch – 0,2 l, genau abgemessen – ›trank‹ ich mit dem Löffel, feste Nahrungsmittel aß ich nur noch mit der Kuchengabel. Manchmal konnte ich meine Eltern täuschen; dann trank ich Buttermilch statt Milch. Wenn ich mein Mittagessen selber zusammenstellen konnte, saß ich in der Schule und rechnete die Kalorien aus, die ich zu mir nehmen wollte, etwa so: Soll ich 100 g Sauerkraut oder ein Ei essen, was hat mehr Kalorien? Beim Abendbrot, wenn wir alle zusammen aßen, zerpflückte ich eine Scheibe Brot in die kleinsten Stücke und trank massenhaft Tee. Ich habe Kalorien gezählt und alles nur noch als Kalorie und nicht mehr als Nahrungsmittel angesehen.

Aber ich erinnere mich an eine Ausnahme. Irgendwann in dieser Zeit habe ich tatsächlich einmal eine Scheibe ganz normalen Zitronenkuchen gegessen. Für mich war das ein Erlebnis, das ich bis heute nicht vergessen kann, weil ich von dem Geschmack so überwältigt war. Ich hatte eine Scheibe, dünn wie ein Blatt, genommen und schnitt winzige Stückchen ab, die ich dann dreißigmal durchkaute, bevor ich sie hinunterschluckte. Ich glaube, ein anderer hätte die hauchdünnen Stücke gar nicht geschmeckt, weil sie so klein waren.

Aber für mich war die Süße des Kuchens wunderbar; etwas so Gutes hatte ich seit einem Jahr nicht mehr gegessen. Dieses Stückchen Zitronenkuchen war eine richtige Delikatesse.

Und dann fing ich an, Gymnastik zu machen, morgens, abends und zwischendurch. Ich nahm mir vor, nicht mehr Lift zu fahren, sondern Treppen zu steigen, Hausaufgaben, wenn möglich, im Stehen zu machen und zwischendurch Kniebeugen, nicht zu gehen, sondern zu rennen. Ich musste alle Kalorien, die ich gegessen hatte, wieder loswerden.«

Tanja:

»Zu Beginn meiner Krankheit versuchte ich zunächst, die Menge des Essens zu reduzieren; dann begann ich, das Abendessen ausfallen zu lassen. Wenn ich abends doch noch etwas aß, ging ich heimlich in die Küche und naschte von allem ein ganz klein bisschen. Gemeinsamen Mahlzeiten zu Hause versuchte ich mit der Zeit immer häufiger zu entgehen, außerdem vermied ich Einladungen, wenn ich wusste, dass es dort etwas zu essen gab. Ich aß nur noch Speisen, von denen ich die Kalorienmenge bestimmen konnte, und teilte mir meine erlaubte Tagesration genau ein.

Meine Hungergefühle bekämpfte ich auf vielerlei Art und Weise: Einmal trank ich von morgens bis abends Tee, auch um nicht dauernd zu frieren; dann entwickelte ich geradezu eine Leidenschaft, Lebensmittel einzukaufen, Kuchen zu backen, Rezepte zu lesen und meine Familie zu bekochen. Manchmal schaute ich mir auch nur lange die Auslagen von Konditoreien an oder ging von einem Supermarkt zum anderen, lud Süßigkeiten in den Wagen und legte sie alle wieder zurück. Außerdem achtete ich sehr darauf, keine freie Zeit zu haben, weil ich in jeder Leerlaufzeit Hunger bekam. Aber trotzdem dachte ich fast den ganzen Tag an Essen, beobachtete die anderen, wie viel sie zu sich nahmen, und zwang sie fast, mehr zu essen als ich.

Um mir und meiner Familie zu beweisen, wie viel Kraft ich noch hatte, als ich schon sehr dünn war, ging ich weite Strecken zu Fuß. Ich arbeitete bis spät nachts für mein Studium und reduzierte meinen Schlaf auf ein Minimum. Ich trug sehr weite Sachen, um mein Dünnsein zu verbergen.

Ich habe mit allen Mitteln versucht, die Sorgen meiner Eltern zu zerstreuen, vor allem, um dem nervenden Gerede, ich solle endlich wieder mehr essen, aus dem Weg zu gehen.«

Martina:

»Irgendwann wurden Kalorien zu einer fixen Idee. Ich dachte nur noch an Hungern und versuchte durch alle möglichen Tricks, Mahlzeiten zu umgehen. Oft war ich einfach nicht zu Hause, oder ich hatte dringend etwas in meinem Zimmer zu tun, oder ich behauptete, schon gegessen zu haben. Am Tisch zögerte ich den Essensbeginn so weit wie möglich hinaus, richtete ewig lange alles bis ins Kleinste her, schnitt mein Fleisch in winzig kleine Stückchen. Dann begann ich zu essen, ganz langsam und mit vielen Pausen, am liebsten mit einem kleinen Löffel oder mit einer Kuchengabel. Sehr oft stand ich bei den Mahlzeiten wieder auf und bediente meine Familie. Ich legte großen Wert darauf, als Letzte fertig zu sein, und ließ immer mehr von meinen sowieso schon kleinen Portionen zurück. Mit der Zeit erfand ich viele Tricks, um möglichst wenig essen zu müssen. Ich schnitt den anderen besonders dicke Brotscheiben und schmuggelte dann eine ganz dünne, fast schon durchsichtige, darunter, die ich dann bei Tisch nahm. Wenn keiner hinsah, ließ ich mein Essen schnell irgendwo in einer Tasche oder im Ärmel verschwinden; ich aß einen Löffel von einem weichen Ei und legte meine vielen Essensreste wie Semmelteig, Wursthaut und Käserinden darüber. Kam jemand von meiner Familie nach Hause, behauptete ich, gerade gegessen zu haben; um dies zu beweisen, hatte ich einen Teller mit Brotbröseln gekrümelt, Tellerrand und Messer mit Leberwurst oder Marmelade beschmiert und ein Glas mit Milch ausgespült.

Meinen Geschwistern strich ich die dicksten Pausenbrote, kochte Pudding mit Unmengen Sahne anstatt Milch, und um den Geschmack von Gemüse zu verbessern, verwendete ich ganze ›Prügel‹ Butter. Wenn ich kochte und anschließend mitessen musste, gelang es mir meistens, ein Stück Fleisch ohne Fett zu dünsten; gelang es mir nicht, ließ ich es wenigstens anständig abtropfen. Die Stücke meiner Familie schwammen nur so in Fett. Ich freute mich bei dem Gedanken, wie viele Kalorien die anderen zu sich nahmen, während meine genau abgezählt waren. Leider behaupteten meine Geschwister mit der Zeit immer häufiger, dass ihnen von meinem Essen schlecht würde.

Jede Woche schrieb ich mir das Essen in der Mensa ab, um genau berichten zu können, was ich gegessen hatte. Ich erbat mir leere Tüten in Konditoreien und Metzgereien, die ich zerknitterte und meinen Eltern demonstrativ vor die Nase hielt, so, als hätte ich gerade ein Stück Kuchen oder eine Wurstsemmel gegessen. Ich fühlte mich hundeelend mit meiner Lügerei, sie widerte mich an, aber ich konnte nicht anders. Nur so glaubte ich, dem ständig größer werdenden Druck meiner Eltern wenigstens ein bisschen ausweichen zu können.«

Jacqueline:
»Ich fing an, mein Essen zu reduzieren. Zusätzlich stellte ich ein Trainingsprogramm auf, und wenn ich dieses nicht planmäßig durchzog, strich ich automatisch etwas von meinem Essensplan. Mit der Zeit wurde das Trainingsprogramm härter und intensiver und die Nahrungsmenge immer kleiner. Ich verlor rasch an Gewicht. Das machte mich stolz und animierte mich zum Weitermachen. In der Pause schloss ich mich in der Toilette ein und machte Gymnastik, um mir einen Apfel zu verdienen. Die U-Bahn benutzte ich, wenn möglich, gar nicht. Waren die Strecken aber zu lang, so setzte ich mich wenigstens nicht hin und benutzte keine Rolltreppen. Oft lief ich im Dauerlauf zur Schule, zusätzlich zu täglichem, ausgiebigem Joggen. Ich zog mich häufig in mein Zimmer zurück, schaute Kochbücher an, um meinen Hunger zu bewältigen und davon zu träumen, was ich später einmal essen wollte, wenn ich noch mehr abgenommen hätte. Ich wurde immer rigider in meinem Essensplan und verbot mir mehr und mehr. Mein Hungergefühl wuchs, dennoch redete ich mir ein, keinen Hunger zu haben. Wenn er unerträglich wurde, hantierte ich so lange mit Essen herum, bis ich vom bloßen Anschauen genug hatte. Ich kochte häufig für die Familie, einmal, um zu verhindern, dass meine Mutter zu viel Fett nahm, zum anderen, weil mich der Umgang mit Essen satt machte. Mahlzeiten mit der Familie versuchte ich so oft zu vermeiden, wie es ging. Aß ich mit der Familie am Tisch, kaute ich auf jedem Bissen so lange herum, dass ich für meine kleine Portion genauso lange brauchte wie die anderen. Ein anderer Trick war, immer zu spät zum Essen zu erscheinen und viel Salat zu nehmen, sodass es nicht auffiel, wenn ich kaum etwas anderes aß. Manchmal steckte ich die letzten Bissen alle auf einmal in den Mund, schob sie von einer Backenseite auf die andere, lief dann in die Küche und spuckte sie aus. Hatte nicht ich, sondern meine Mutter gekocht, zog ich die Speisen durch die geschlossenen Lippen, sodass Soßen und Fett am Mund hängen blieben, und wischte mir nach jedem Bissen den Mund ab. Gab es Pfannkuchen, suchte ich mir den kleinsten in der Küche heraus und tupfte auf beiden Sei-

ten das Fett ab. Ich wurde mit der Zeit immer trickreicher, meine Phantasie immer blühender, um meine Familie zu täuschen.«

Hungern – Heißhungerattacken – Erbrechen

Julia, Tanja und Martina haben ihr niedriges Gewicht ausschließlich durch Hungern und Körpertraining erreicht. Bei Jacqueline und anderen kam es nach einer Zeit des Nur-Hungerns zu Heißhungerattacken mit Fressen und Erbrechen.

Jacqueline:
»Als mein Vater von einer mehrwöchigen Geschäftsreise zurückkam, wog ich nur noch 33,5 kg. Weil er mich länger nicht gesehen hatte, brach er fast zusammen. Er sprach am Abend mit mir und machte mir klar, wie lieblos ich mit meinem Körper umginge und wie sehr er und meine Mutter sich Sorgen machten. Dieses ernste Gespräch bewirkte eine Wende, denn am selben Abend aß ich aus lauter Angst, womöglich doch sterben zu müssen, gleich zwei Tafeln Schokolade. Ich hatte den festen Willen, wieder zuzunehmen, und konnte es kaum erwarten, auf 40 kg zu sein. Ich merkte bald, dass ich wieder mehr Energie bekam und lebenslustiger wurde. Als ich mich selbst auf 42 kg hochgearbeitet hatte, bekam ich aber auf einmal Angst, wieder dick und fett zu werden, und trat auf die Bremse, um wenigstens bei 42 kg zu bleiben.

In dieser Zeit las ich in einer Zeitung einen Artikel über Magersucht, in dem beschrieben wurde, dass es Mädchen gibt, die fressen und erbrechen. Als mich meine Mutter wieder einmal beim Essen fixierte und mit prüfendem Blick durchbohrte, aß ich ihr zuliebe ein ganzes Stück Fleisch und noch einen Löffel Reis mehr, als ich eigentlich wollte. Danach hatte ich entsetzliche Schuldgefühle. Ich erinnerte mich an den Artikel in der Zeitung und erbrach zum ersten Mal. Wäre mir das Erbrechen beim ersten Mal schwer gefallen, hätte ich es wahrscheinlich nicht mehr probiert, aber es klappte auf Anhieb und so machte ich es immer häufiger. Bei Tisch aß ich gut, meine Eltern freuten sich, in der Hoffnung, es gehe weiterhin aufwärts mit mir, und auch ich wurde immer gelöster, konnte ich mir nun doch endlich Butter, Kuchen und Süßigkeiten gönnen, all die Dinge, die ich mir so lange verboten hatte. Manchmal nahm ich mir vor, nicht zu erbrechen, aber ich konnte es nicht mehr einstellen, denn dann hätte ich ja auf vieles wieder verzichten müssen, was mir so gut schmeckte.

Mit der Zeit reichten mir die Essensmengen bei den Mahlzeiten nicht mehr aus, und ich ging heimlich an den Kühlschrank oder in die Speisekammer. Ich aß und aß alles in mich hinein. Meine Eltern wunderten sich über lange Zeit, dass ich trotz reichhaltigen Essens nicht zunahm, bis sie schließlich merkten, dass ich erbrach. Sie waren entsetzt und konnten es nicht fassen. Meine Mutter beobachtete mich sehr genau, sodass ich mich kaum traute, beim Essen etwas zu nehmen. Da sie jetzt immer wusste, was im Kühlschrank war, konnte ich mir auch von dort nichts mehr holen. Nach dem Essen stand ich meist als Erste auf und trug die Schüsseln in die Küche, um noch schnell ein paar Löffel in den Mund zu schieben. Ich ging häufig selbst einkaufen und hortete dann Kekse und Schokolade. Manchmal konnte ich mich auch vor dem Kühlschrank nicht mehr beherrschen und fraß alles, was ich fand, in mich hinein. Fragte mich meine Mutter, ob ich etwas aus dem Kühlschrank genommen hätte, log ich ständig. So zweifelte sie bald an allem, was ich sagte, und spionierte mir nach, wo sie konnte. Für mich war es eine Zeit lang ein Hochgenuss, meine Mutter an der Nase herumzuführen. Ich war nur noch auf Essen fixiert, meine Gedanken kreisten darum: Wie komme ich an Essen? Wann, wie und wo soll ich es beschaffen? Wie bringe ich es ins Haus? Wo verstecke ich es? Wie viel brauche ich, damit der Abend ausgefüllt ist? Wer ist am Abend zu Hause? Auch in der Schule verfolgten mich diese Essensgedanken, und es fiel mir immer schwerer, mich zu konzentrieren. Ich streifte durch Geschäfte, kam mit vollen Tüten nach Hause und versteckte sie im Keller, in der Garage oder an anderen ausgeklügelten Plätzen. Ich wartete dann einen günstigen Augenblick ab, um sie in mein Zimmer zu tragen. In meinem Zimmer saß ich dann vor meinem Essen und lauschte ständig, ob nicht jemand käme. Hatte ich mich voll geschlagen, wartete ich ein paar Minuten, versuchte herauszufinden, was die anderen gerade taten, und passte eine günstige Gelegenheit ab, um aufs Klo zu schleichen und zu erbrechen. Günstige Gelegenheiten waren, wenn die Spülmaschine lief oder meine Brüder laut Musik hörten, denn dann hörte man die Toilettenspülung und die Kotzgeräusche nicht. Ich ging nur noch in die Schule, organisierte meine riesigen Essensmengen und freute mich, wenn niemand zu Hause war und ich ungestört meine Orgien abhalten konnte. Irgendwann hatte ich keine Hobbys und keine Interessen mehr und erst recht keine Freunde.«

Anja:
»Das erste Mal fand ich mich mit 14 Jahren zu dick und nahm ab. Ich hatte mich innerhalb relativ kurzer Zeit von 60 kg auf 50 kg heruntergehungert und war ganz happy darüber. Angehalten hat es allerdings nicht. Im Nu war alles wieder drauf, und nun wog ich sogar 67 kg. Es half alles nichts, es musste wieder runter, und diesmal aß ich so gut wie gar nichts, immer nach dem Motto: Je weniger, desto schneller, desto besser! Ich ernährte mich manchmal an einem Tag nur von drei Mohrrüben oder drei Äpfeln oder drei Gewürzgurken. Jeden Abend, jeden Morgen ein neuer Erfolg auf der Waage. 52 kg war mein Ziel und endlich hatte ich es geschafft.

Doch dann dachte ich auf einmal: Noch ein Kilo weniger könnte gar nichts schaden, und aß weiterhin nichts. Jetzt machte es mir direkt Spaß, am Abend an unserem gedeckten Tisch zu sitzen. Mein Vater befahl mir nämlich, auch wenn ich nicht essen wollte, mit der Familie bei Tisch zu sitzen. Ich sah zu, wie die anderen das Essen verschlangen, und verachtete sie. Nur ich, ich war stark! Es war jedes Mal ein richtiges Triumphgefühl, wenn ich, ohne auch nur einen Bissen gegessen zu haben, wieder aufstand. Als ich dann 44 kg hatte, war ich total stolz.

Doch dann bekam ich auf einmal einen richtigen Heißhunger und aß plötzlich mehr als eine normale Portion. Danach hasste ich mich und hatte eine Wahnsinnswut. Aus Trotz verschlang ich noch drei Päckchen Gummibären, und die kamen mir plötzlich hoch, einfach so. Ich lief aufs Klo, beugte mich darüber, und alles kam wieder heraus. Mir war nicht übel dabei, gar nicht; das Völlegefühl war weg, und ich fühlte mich pudelwohl. So fing es an. Ich wusste jetzt, ich konnte essen, was ich wollte, ich würde nie mehr dick sein, denn ich brauchte ja bloß aufs Klo zu gehen, das Erbrechen war für mich ein Kinderspiel und machte mir nichts aus. Früh und mittags aß ich sehr wenig; abends, wenn ich heimkam, langte ich beim Abendessen zweimal zu, um anschließend alles wieder herauszuspucken. Nach einem Jahr kamen meine Eltern dahinter, und ich versprach hoch und heilig, damit aufzuhören. Aber dann fing ich an, heimlich Essen von meinem Geld zu kaufen, und die Essensmengen, die ich verschlang, wurden immer größer. Eine Zeit lang ging ich am Abend, wenn ich heimkam, grundsätzlich in eine Konditorei und kaufte mir zwölf bis fünfzehn Stück Torte, die versteckte ich dann bei mir im Kleiderschrank. Nach dem Abendessen verzog ich mich in mein Zimmer, mit der Bemerkung, ich wolle jetzt noch lernen und müsse Ruhe haben. Dann spachtelte ich alles in mich hinein, ging aufs Klo und draußen war es. Am Wochenende machte ich es so, dass ich nachts heimlich in die Küche schlich und aus dem Kühlschrank Essen nahm, und zwar, damit es nicht auffiel, von jedem etwas. Wir hatten immer den Kühlschrank voll, weil wir eine sehr große Familie waren. Die Gier zu fressen war größer als die Angst, erwischt zu werden.

Nach wieder einem Jahr zog ich aus und wohnte allein. Da ging die Fresserei erst richtig los. Morgens aß ich etwas mehr als normal, aber das behielt ich; mittags, nachmittags und vor allem abends fraß ich wie blöd; ich kaufte für mindestens 20 bis 30 DM ein und aß alles auf. Das ging natürlich ins Geld, sodass ich anfing, neben meiner Berufsarbeit zu jobben. Mir tat zwar das Geld Leid, aber in dem Augenblick, in dem ich die Essensmassen in mich hineinstopfte, war mir alles egal. Hauptsache, ich konnte fressen und kotzen, was anderes hatte ich nicht. Das war natürlich nicht immer so, und oft nahm ich mir vor: So, jetzt kaufst du dir für das Wochenende nichts außer drei Äpfeln und zwei Orangen; die Geschäfte sind eh zu am Wochenende, es kann also gar nichts passieren. Aber was habe ich gemacht? Ich hatte Langeweile, dieses scheußliche Leeregefühl, wusste nichts mit mir anzufangen und wurde wieder schwach. Ich fuhr zum Hauptbahnhof – wo alles noch viel teurer ist – und kaufte ein, oder ich ging in eine Konditorei und kaufte Kuchen und Kekse, manchmal für 50 DM.

Mein Leben bestand nur noch aus Fressen und Erbrechen. Ich schlang all das in mich hinein, was ich mir über Jahre verboten hatte. Durch das Erbrechen entkam ich der Panik, fett zu werden. So grauenhaft mir das heute erscheint: Am Anfang hielt ich es für eine elegante Lösung.«

Michaela:
»Seit meinem 14. Lebensjahr fand ich mich zu dick. Ich probierte diverse Diäten aus, um von meinen 61 kg herunterzukommen, und schaffte es auch immer wieder, einige Pfunde abzunehmen. Aber nach kurzer Zeit fiel ich wieder in meine alten Essgewohnheiten und der Zeiger der Waage stieg an. Ich war deprimiert und ärgerte mich über meine Maßlosigkeit und meine hässliche Figur.

Ich war gerade 19 Jahre alt, hatte wieder einmal eine wochenlange, mühevolle Diät hinter mir und war stolz auf meine Figur mit 53 kg. Aber es kam, wie es kommen musste. Ich war zu einer Geburtstagsparty eingeladen, und es schmeckte mir so gut, dass ich hinterher das Gefühl hatte, zu platzen. Ich ärgerte mich über meine Gier und dachte an meine Figur, die ich mir so mühsam erkämpft hatte, ging auf die Toilette und erbrach zum ersten Mal. Es war nicht leicht, eigentlich sogar eine entsetzliche Quälerei, das ganze Essen wieder herauszubekommen. Aber das Glücksgefühl am nächsten Tag, trotz meiner maßlosen Esserei abgenommen zu haben, war überwältigend. Das war der Anfang eines grauenhaften Weges, den ich irgendwann nicht mehr verlassen konnte.

Ich zog von zu Hause aus. Meine Fressanfälle hatte ich inzwischen häufiger und das Erbrechen gelang mir längst mühelos. Es passierte nicht selten, dass ich an einem Geschäft oder einer Bäckerei mit verlockenden Sachen vorbeikam, massenhaft Kuchen und Süßigkeiten einkaufte und schon auf der Straße anfing zu essen. Hatte ich einmal begonnen, führte mein Weg meist noch in zwei, drei andere Geschäfte. Oft war mein Heißhunger so groß, dass ich kuchenessenderweise in meine Wohnung stürzte, in Windeseile etwas kochte und alles aufaß, bis ich restlos voll zur Toilette wankte. Die Nahrung, die ich zu mir nahm, ohne sie zu erbrechen, wurde immer weniger.

Ich fing an, alles genau abzuwiegen und die Kalorien zu errechnen. Ich hatte mir ein bestimmtes Limit gesetzt, das ich aber im Laufe der Zeit immer weiter unterschritt; zu Anfang waren es noch 700, später nur noch 250 Kalorien am Tag. Außerdem wurde meine Nahrung zunehmend einseitig, sie bestand zum Schluss nur noch aus rohen Karotten, Essiggurken, viel Salat und, wenn ich überhaupt einmal kochte, aus einem gemischten Gemüse-Eintopf mit einem halben Brühwürfel, aber immer ohne ein Gramm Fett oder Fleisch. Entsprechend sank mein Gewicht auf 42 kg. Meine Fressanfälle bekam ich nun täglich. Ich hatte sie auf den Abend verlegt, denn Fressanfälle in Zeitnot brachten mich in Panik, ich hatte Angst, vor lauter Aufregung entweder gar nicht erbrechen zu können oder nicht alles herauszubekommen.

Irgendwann wusste ich nicht mehr, wie ich meine maßlosen Einkäufe in Bäckereien und Schnellimbissstuben finanzieren sollte, denn selbst das durch Jobben zusätzlich verdiente Geld reichte nicht mehr aus. So gewöhnte ich mir an, für meine Fressanfälle nur noch in Discountmärkten einzukaufen und mir große Vorräte anzulegen. Trotzdem blieb es eine teure Angelegenheit, die mich 200 bis 300 DM zusätzlich kostete.

Eine einschneidende Veränderung ergab sich nach meinem Skiunfall, bei dem ich mir ein Bein brach. Ich musste sieben Wochen auf Krücken gehen. Das wäre eine gute Gelegenheit gewesen, mit dem Fressen aufzuhören, weil das Kochen und vor allem Erbrechen mit Krücken nicht nur schwierig, sondern auch schmerzhaft war. Aber mich konnte nichts mehr von diesem Weg abbringen; mein Talent zum Organisieren bewährte sich leider auch hier. Bekannte kauften für mich ein und holten mich häufig abends zum Essen in einer Kneipe ab. Das Essen in Gemeinschaft gefiel mir so gut, dass ich auch, als ich meine Krücken schon lange nicht mehr hatte, weiterhin vor meinen Fressanfällen zu Hause in einer Kneipe essen musste. Es war wie ein Zwang. Ich war den ganzen Tag aufgeregt, wenn ich nicht schon eine Verabredung für den Abend hatte. Tagsüber aß ich fast nichts und versuchte, Hungergefühle durch ständigen Stress oder Rumgerenne oder Arbeiten zu unterdrücken. In einem einfachen Lokal bestellte ich dann zwei Weißbier und eine billige, aber meist kalorienreiche Mahlzeit. Das Weißbier trank ich, um genügend Flüssigkeit im Magen zu haben und leichter erbrechen zu können. Im Restaurant schmeckte mir das Essen gut, aber ich sah ständig auf die Uhr, denn spätestens innerhalb von drei Stunden musste ich alles wieder erbrochen haben. Der Gedanke, dass vor dem Erbrechen schon einiges verdaut sein könnte, war mir unerträglich. Nach dem Essen zwang ich mich noch dazu, eine Zigarette zu rauchen, um nicht aufzufallen, innerlich aber beschäftigte ich mich längst mit dem Weiterfressen und konnte dem Gespräch nicht mehr folgen. Kaum hatte ich das Restaurant verlassen, zog ich sofort Süßigkeiten und Wurstsemmeln aus der Tasche, die ich bereits zu Hause eingesteckt hatte. Ich musste meinen Heißhunger so schnell wie möglich stillen und ersparte mir so Umwege zu Kiosken oder Tankstellen. In der Wohnung trug ich schnell Lebensmittel aus dem Kühlschrank und meinen Vorratsschränken zusammen und begann, häufig noch im Mantel, zu kochen. Ich schlang das Essen hinunter und achtete darauf, dass ich genug dazu trank, meist Milch oder Wein, mit Mineralwasser gemischt. Vor allem verwendete ich nur leicht erbrechbare Nahrungsmittel. Auch wenn ich schon das Gefühl hatte, zu platzen, zwang ich mich dazu, alles restlos aufzuessen, um ja nichts Essbares mehr sehen zu müssen. Nach dem Erbrechen war mein Kreislauf regelmäßig am Rotieren, sodass ich danach nur noch ins Bett wankte. Zum Flüssigkeitsausgleich trank ich drei bis vier Gläser Wasser und kochte mir, um meinen Magen zu beruhigen, zwei Tassen Kamillentee, die ich, schon im Bett liegend, schlürfte.

Nach diesem Schema verlief viele Monate lang mein Leben. Bereits eine winzige Abweichung brachte mich in Panik, ich konnte weder mein Ritual verändern noch damit aufhören. Spätestens am Nachmittag waren gelegentlich auftretende Vorsätze, nicht mehr zu fressen, der Gewissheit gewichen, dass ich es am Abend wieder tun würde. Fressen und Erbrechen waren mein Leben. Ich hatte meinen Tagesablauf perfekt organisiert und mich mit dieser Krankheit arrangiert.«

Der harmlose Beginn und das verständliche Ziel, abzunehmen, um damit schlanker und schöner zu werden, liegen weit zurück. Längst haben diese Mädchen die Grenze zur Krankheit überschritten, längst heißt ihre Devise: Immer dünner werden ohne Ende! Der eigentlich ziellose Weg: Hungern – Bewegung – Fressen – Erbrechen, ist zur fixen Idee, zum inneren Zwang, zur Sucht geworden. Henriette beschreibt ihre Krankheit über 17 lange Jahre, ihre Wege in die Magersucht und das Leben mit der Magersucht. Am Schluss kommt sie zu der Erkenntnis: Ich habe mich, meinen Körper, meine Gesundheit und mein Lebensglück systematisch mit dieser Krankheit Magersucht zerstört. Ich hätte ebenso gut jahrelang Heroin spritzen können.

Henriette:
»Zu Beginn wollte ich den Models nacheifern und einige Kilogramm loswerden. Ich lebte streng nach einer 1000-Kalorien-Diät, nie aß ich mehr, eher ein bisschen weniger. Jede Kleinigkeit wog ich auf der Waage ab, die ich vorher mehrmals überprüfte. Ich aß nur Lebensmittel, von denen ich die Kalorienzahl genau wusste. Jedes Mehr an Essen brachte mich in Gewissenskonflikte und rief Schuldgefühle in mir hervor. Zusätzlich zu dieser Diät machte ich täglich Gymnastik. Ich hatte mein Traumgewicht schnell erreicht, aber ich lebte weiterhin Diät.

Dann, als es einmal nachmittags Kuchen gab und ich ein Stück davon aß, erbrach ich zum ersten Mal. Damit hatte ich etwas gefunden, was mir einen Vorsprung vor den anderen gab, wie ich meinte. Ich war ihnen jetzt überlegen und konnte verbotene Sachen essen, ohne zuzunehmen. Ich nahm weiter ab und war stolz auf jedes Gramm weniger. Zu Anfang betrachtete ich 1 kg – später wurden es mehr – unter meinem Traumgewicht als Reserve für Tage, an denen es etwas besonders Gutes gab. Aber ich habe diese Reserve nie gebraucht, ich war todunglücklich bei einer Zunahme von nur 100 g. Ich versuchte immer häufiger, Mahlzeiten ausfallen zu lassen, und war entsetzt, wenn ich zum Abendessen gezwungen wurde. Am liebsten hätte ich aus lauter Verzweiflung geschrien: Ich kann doch nicht essen, versteht ihr das denn nicht! Aber ich konnte nichts sagen und verspürte nur wahnsinnige Ohnmacht. Ich war machtlos meiner Mutter gegenüber, weil ich aß, obwohl ich es nicht wollte. Aber schon beim Essen dachte ich gleich daran, alles wieder zu erbrechen.

Das Erbrechen – zunächst trank ich vorher Seifenwasser, später konnte ich jederzeit erbrechen, wenn ich nur den Finger in den Hals steckte – war zum Teil eine Trotzreaktion: Ich bestrafte meine Mutter, die mich zum Essen gezwungen hatte. Aber es war auch ein Mittel, mit dem ich sie und auch mich zufrieden stellen konnte. Anschließend nahm ich dann noch Abführmittel, die Menge steigerte sich im Laufe der Jahre von anfangs vier auf später dreißig Dulcolax am Tag, um sicher zu sein, dass auch wirklich nichts mehr in meinem Körper zurückgeblieben war. Ich hasste schon damals das Essenmüssen und anschließende Erbrechen, konnte aber nicht darüber sprechen, weil es für mich nichts Krankhaftes war. Besonders schlimm empfand ich die Sonntage, an denen die Familie gemeinsam zu Mittag aß. Ich wog zu der Zeit 38 kg und musste, um nicht aufzufallen, am Essen teilnehmen. Also gewöhnte ich mir an, den Vormittag über im Nachthemd herumzulaufen und gleich nach dem Mittagessen zu baden. Beim Einlaufen des Wassers konnte ich dann erbrechen, ohne dass ich Angst haben musste, jemand könnte etwas bemerken. Einmal passierte es allerdings dann doch, dass ich vergaß, die Toilettenspülung zu betätigen. Es war furchtbar, als meine Mutter merkte, dass ich erbrochen hatte, aber es gelang mir, es herunterzuspielen. Von da ab habe ich allerdings immer sehr genau aufgepasst, dass keine Spuren zurückblieben. Da ich selbst, wenn ich nach dem Essen länger auf der Toilette blieb, immer erbrach, war ich sehr misstrauisch, wenn meine Schwester längere Zeit im Bad verbrachte. Ich hatte sie manchmal im Verdacht, sie erbräche auch, und war eifersüchtig und wütend; der Gedanke, sie könnte mein

Geheimmittel, meine Waffe benützen und unter Umständen dünner werden als ich, war unerträglich.

Der Zwang zum Essen, dem ich mich ausgesetzt sah und gegen den ich nichts tun konnte, weil ich nicht auffallen wollte, wurde jeden Tag schlimmer, und ich sehnte den Tag herbei, an dem ich mein Studium beginnen konnte. Ich wollte nur eines: weit fort von zu Hause leben, wie ich es mir vorstellte, ohne Essenszwang, ohne dumme Bemerkungen und Anspielungen wegen meines Essens bzw. Nichtessens oder meines Aussehens. Ein Diätbuch hatte ich mir schon lange gekauft; eine Waage besorgte ich mir, als ich an meinem Studienort ankam. Ich hatte mir eigentlich vorgenommen, mich an Diätgerichte zu halten und bei 1000 Kalorien zu bleiben, aber ich war schon viel zu tief in den Kreislauf des Fressens und Erbrechens geraten, um da wieder herauszukommen. Die einzige einigermaßen normale Mahlzeit war mein Frühstück. Es gab streng nach Vorschrift entweder ein Brötchen, Quarkspeise und einen kleinen Apfel oder auch einmal ein Ei oder nur Quark bzw. Cottage-Cheese. Frühstück ist eigentlich nicht das richtige Wort, weil ich diese Mahlzeit erst im Laufe des Tages oder am Abend zu mir nahm. Es war dann auch die einzige Mahlzeit, die ich mir erlaubte und nicht erbrach. Oft aber hungerte ich drei Tage und trank nur Mineralwasser, um dann am vierten Tag das zu essen, was ich mir verboten hatte. Ich kaufte dann zwölf Stücke Kuchen, schlang sie mit Heißhunger hinunter und erbrach anschließend. Zu Anfang des Studiums ging ich mittags noch mit einem Freund gelegentlich in die Mensa zum Essen, aber nach dem Essen rannte ich nach Hause, um zu erbrechen. Ab dem zweiten Semester gab ich es auf, in der Mensa zu essen, und nahm noch mehr ab. Zeitweise war ich auf 36 kg, hielt dann aber fast sieben Jahre mein Gewicht auf 40 bis 43 kg. Ich war stolz auf meine Figur und stolz darauf, die Dünnste in meinem Semester zu sein. Sprach mich jemand auf mein Gewicht oder mein Essverhalten an, spielte ich es herunter; ich hatte immer genügend Ausreden parat. Allmählich spielte sich der Rhythmus des Hungerns, Fressens und Erbrechens immer mehr ein. Die Tage, an denen ich Fressanfälle hatte, waren entsetzlich, ich hatte ein schlechtes Gewissen, war unzufrieden, unglücklich und entwickelte einen immer größeren Ekel vor dem Fressen und Erbrechen, aber ich kam gegen die Angst vor dem Dickwerden und den Zwang, nur ganz bestimmte Speisen essen zu dürfen, nicht mehr an. Ich konnte keine normale Mahlzeit mehr zu mir nehmen, ohne zu erbrechen. Ich hatte längst ein Appartement mit eigener Dusche und Toilette; es wäre mir nicht mehr möglich gewesen, in einer WG zu wohnen. Trotzdem lebte ich in ständiger Angst, jemand könnte etwas merken. So ging es all die Jahre: Zufriedenheit, wenn ich hungerte und abnahm, Verzweiflung, wenn ich gefressen und erbrochen hatte.

Kritisch wurde es, als sich meine Ohnmachtsanfälle häuften; ich bekam sie meist morgens, wenn ich noch nichts getrunken hatte, oder im Sommer bei großer Hitze. War ich unterwegs, musste ich mich häufig auf die Straße setzen und ausruhen, bis ich langsam wieder weitergehen konnte. Am schlimmsten war es einmal in einem Restaurant. Ich merkte, dass ich plötzlich einen Schweißausbruch bekam, und wollte noch schnell auf die Toilette laufen. Das schaffte ich aber nicht mehr, sondern ich brach im Vorraum zusammen. Ich war nur kurzfristig ohne Bewusstsein, dann bin ich schnell zum nächsten Waschbecken gelaufen, habe viel Wasser getrunken und so getan, als ob gar nichts passiert wäre. Ein junger Mann hatte mich beobachtet und fragte mich, ob ich Drogen nähme. Ich konnte mich aber mit der Hitze herausreden, habe mir dann schnell ein Taxi genommen und bin nach Hause gefahren. Ich hätte keine zehn Meter mehr laufen können, so schlecht fühlte ich mich an diesem Tag; aber freiwillig in ein Krankenhaus zu gehen, das war für mich unvorstellbar. Ich wollte und musste allein mit allem fertig werden.

Ausflüge mit Gleichaltrigen habe ich nur dann mitgemacht, wenn ich nicht essen musste. Ein einziges Mal war ich für längere Zeit mit Freunden im Urlaub. Jeder Tag war eine große Belastung. Die ständige Angst vor dem Essen, der Zwang zum Erbrechen und die Angst, entdeckt zu werden, verdarben mir auch diese Zeit. Eigentlich war ich in der Hoffnung mitgefahren, dass ich im Beisein der anderen einigermaßen normal essen könnte. Ich hätte ja nur wenig zu essen brauchen, aber es hat von Anfang an nicht geklappt. Es fing schon morgens damit an, dass ich außer Knäckebrot und Quark alles ablehnte. Mittags habe ich nichts gegessen, weil es zu heiß war, dafür trank ich literweise heißen, schwarzen Kaffee. Abends haben wir gemeinsam gekocht. Ich aß dann mit, aber anschließend ging ich sofort zum ›Duschen‹, um alles wieder zu erbrechen. Obendrein schluckte ich noch Abführmittel, mit dem Ergebnis, dass es mir bei der Hitze gesundheitlich ziemlich schlecht ging. Ich bekam häufig Schwindel- und Tetanieanfälle, wovon ich natürlich niemandem etwas sagte. Ich nahm einige Kilogramm ab und hatte oft Angst, irgendwann richtig zusammenzubrechen, aber ich konnte nicht so essen wie die anderen. Der schlimmste Tag war, als ich dort einen Fressanfall bekam. Ich hatte mich die ganze Zeit mit dem Essen völlig zurückgehalten, wollte dann aber wie die anderen unbedingt auch einmal Pizza essen. So ging ich spätabends, nach dem gemeinsamen Essen, heimlich in eine Pizzeria. Dort habe ich eine riesige Pizza verdrückt und einen halben Liter Wein getrunken. Ich schaffte es dann kaum noch auf die Toilette, so übel war mir. Irgendwann nachts haben die anderen mich gesucht und auf der Toilette gefunden. Es war entsetzlich. Ich hatte seit Jahren mit der Angst gelebt, entdeckt zu werden, und nun war es geschehen. Gott sei Dank ging der Urlaub dann bald zu Ende.

Danach zog ich mich noch mehr zurück. Ich konnte mich an keinem Beisammensein freuen, denn die Angst vor dem Essen verdarb mir alles. Meine Fressanfälle, die mir bis dahin etwas Entsetzliches waren, wurden nun zu meiner einzigen Freude. Ich hatte mir angewöhnt, sie auf den Abend zu verlegen, tagsüber widerstrebte mir das Fressen und Erbrechen; später allerdings habe ich es auch am Tage getan, aber immer im abgedunkelten Zimmer. Vor einem Fressanfall konnte ich stundenlang überlegen und planen, was ich wann und in welcher Reihenfolge essen wollte. Die Mengen, die ich bei solch einem Fressanfall zu mir nahm, waren unvorstellbar groß; ich kaufte Nudeln, Fleisch, Gemüse, Brot, Käse, Butter, Wurst, Kuchen und Obst, ausreichend für mindestens fünf Personen. Dazu kamen dann noch die Getränke. Ich trank mindestens drei bis vier Liter zum Essen, eine Zeit lang Alkohol, weil ich Alkohol nicht mochte und mir meistens übel davon wurde und ich so automatisch erbrach. Später trank ich hauptsächlich ein bis zwei Liter Cola und Milch. Zeitweilig entwickelte ich eine regelrechte Sucht nach diesen Getränken; ich trank dann aus der Flasche oder mit dem Strohhalm. Zunächst hatte ich nur viel getrunken, um leichter zu erbrechen, mit der Zeit aber entwickelte ich einen wahnsinnigen Durst bei den Fressanfällen. Ich benötigte mindestens vier Liter Flüssigkeit und wurde halb verrückt, wenn ich nicht genügend da hatte.

Im Laufe der Jahre häuften sich meine Fressanfälle. Spätestens am Nachmittag wurde ich von dieser komischen Unruhe und dem grauenhaften Leeregefühl überfallen. Ich überlegte dann stundenlang, wie ich an etwas herankommen könnte. Ich war unfähig, irgendetwas anderes zu denken oder mich auf etwas anderes zu konzentrieren. Erst wenn ich mir Essen besorgt hatte – entweder gestohlen oder gekauft –, war ich zufrieden. War es unmöglich, an

Nahrung heranzukommen, aß ich auch die verrücktesten Dinge, z. B. ein Glas Senf zu Brot oder Mehl mit Wasser und Zucker zusammengerührt. Mir kam es dann nicht mehr darauf an, ob es schmeckte, wichtig war nur, dass ich überhaupt aß. Die Unruhe und Leere, die ich vor so einem Fressanfall verspürte, waren damit wie weggewischt. Meine riesigen Essensmengen konnte ich mit meinem Wechsel nicht mehr bezahlen. Ich machte Nachtdienst in einem Krankenhaus, aber dennoch war mein Konto ständig überzogen, zeitweise hatte ich 6000 DM Schulden.

Nach vielen Jahren, in denen ich täglich meine Fressanfälle hatte, fühlte ich mich ausgebrannt und alt. Immer wieder versuchte ich verzweifelt, mich zu einem vernünftigeren Leben zu zwingen, ich bemühte mich, eine 1000-Kalorien-Diät einzuhalten, bestehend aus Quark, Weizenkeimen und Weizenkleie, nicht aber aus normaler Nahrung, die konnte ich nicht mehr zu mir nehmen. Ich aß massenhaft Vitamintabletten und schränkte meinen Kaffeekonsum ein, ich trank Kamillen- und Hagebuttentee oder Wasser. Aber es war ein Teufelskreis. Meine Ohnmachtsanfälle häuften sich und ich musste wieder Kaffee trinken. Unter großen Qualen bekam ich meine Fressattacken in den Griff, d.h., ich fraß nur noch selten an den Wochenenden. War ich aber bei meiner Mutter, war alles beim Alten, ich konnte ihr nicht die Wahrheit sagen, also aß ich, um meine Ruhe zu haben und um jeglicher Diskussion aus dem Weg zu gehen, und erbrach natürlich. Jedes Mal, wenn ich bei meiner Mutter erbrochen hatte, stand ich im Bad, zitterte am ganzen Körper, starrte ins Leere und dachte: Ich kann nicht mehr. Manchmal spuckte ich sogar Blut. Schließlich war es dann so weit, dass ich kaum noch eine Mahlzeit bei mir behielt, ich erbrach, ohne es zu wollen. Es war furchtbar.

Meine Selbstachtung hatte ich schon lange verloren, aber ich war zu stolz, jemandem endlich die Wahrheit zu sagen. Ich spielte weiter Theater, obwohl ich mich im Grunde schon lange aufgegeben hatte. Ich beneidete jeden Menschen, jeden, der leben durfte, der einen Freund hatte, der normal mit Nahrung umging, gleichgültig, ob er dünn oder ganz fett war. Mein Studium hatte ich schon lange aufgegeben, ich war zu einer geistigen Arbeit nicht mehr in der Lage. Ich hatte mich, meinen Körper, meine Gesundheit und mein Lebensglück systematisch mit dieser Krankheit Magersucht zerstört, ich hatte in allem versagt und nie richtig gelebt. Manchmal dachte ich, ich hätte mir ebenso gut jahrelang Heroin spritzen können und mein Selbst und meinen Körper damit nicht mehr zerstört als auf diese Art. Manchmal dachte ich daran, wie ich vor der Krankheit gelebt hatte, und verfluchte den Tag, an dem ich begonnen hatte, von einer ›Modelfigur‹ zu träumen.«

Spannungen – Auseinandersetzungen und Kampf mit den Eltern – der innere Zwang, den Weg fortzusetzen

Bettina:

»Die Spannungen zu Hause wurden größer. Entweder mein Vater tobte, oder er versprach mir alles Mögliche, wenn ich nur wieder zunehmen würde. Aber ich nahm langsam weiter ab. Wenn mein Vater schrie, heulte ich und versprach ihm alles, nur um meine Ruhe zu haben. Mehr gegessen habe ich dennoch nicht. Oft hungerte ich aus Trotz, denn ich konnte meinen Eltern nicht den Triumph gönnen, mich wieder zum Essen gebracht zu haben. Mir wurde irgendwann bewusst, dass ich wahrscheinlich Magersucht habe, doch ich wollte es nicht wahrhaben. Es änderte sich nichts, aber auch gar nichts. Alles verlief im gewohnten Trott: ständige Reibereien, leere Versprechungen meinerseits, und es ging nur immer weiter abwärts. Dann musste ich zum Arzt. Er stellte mich auf die Waage: Untergewicht, aber immerhin noch 42 kg. Er sagte nur, ich solle mehr essen, lauter dummes Gerede, das mir keinen Deut weiterhalf. Dann schleppte mich meine Mutter zu einem anderen Arzt. Der bemühte sich, das muss ich sagen, sehr um mich; aber geholfen hat er mir auch nicht. Ich nahm weiter ab. Mein Vater tobte bei jeder Mahlzeit und ich bekam Angst. Einmal setzte er sich abends an den Tisch und wartete, bis ich heulend das aufgegessen hatte, was er wollte. Danach verkrümelte ich mich ins Bett, denn ich wollte meine Ruhe haben und nichts mehr hören und sehen.

Was war nur geschehen? Eigentlich hatte ich mich doch früher gut mit meinen Eltern verstanden, ich hatte sie auch heute noch unheimlich lieb. Es war immer mein großer Wunsch gewesen, sie nie zu enttäuschen; ich wollte von ihnen gelobt und geliebt werden und sie sollten stolz auf mich sein können.

Von nun an musste ich einmal wöchentlich zum Arzt. Das brachte null; er nervte mich nur mit seiner Fragerei; verstanden aber hat er mich nicht. Mit der Zeit wurde mir bewusst, dass ich nicht aus der Sache herauskommen würde, und ich bekam Angst vor dem Tod.

Oft lag ich nachts im Bett und hatte entsetzliche Todesangst. Ich nahm mir fest vor, am nächsten Tag zu essen, denn ich wollte nicht sterben, aber gelungen ist es mir nie. Im Nachhinein sehe ich ein, dass das Toben meines Vaters reine Hilflosigkeit war. Er war einfach ratlos; er konnte mir ja das Essen nicht hineinprügeln. Ich verstehe meine Eltern heute. Es muss furchtbar gewesen sein, zuzusehen, wie ihr Kind am gedeckten Tisch langsam, aber sicher zugrunde ging.«

Julia:
»Jede Mahlzeit wurde zu einer Qual, denn mein Vater drehte grundsätzlich durch. Er machte mich nach, zerpflückte sein Brot, löffelte seine Getränke so wie ich und schrie mich an. Ich sagte dann nie etwas, sondern schob das Essen zur Seite und aß gar nichts mehr. Mein Verhältnis zu ihm verschlechterte sich zusehends. Meine Mutter hatte schon lange resigniert und mein Vater konnte einfach nicht mehr. Wenn er bei einer Mahlzeit anfing zu schreien und mich beinahe tätlich angriff, dann schaute ich ihn nur an, ohne etwas zu sagen. Dann schrie er oft: ›Was siehst du mich so an, ich habe Angst vor dir. Liebst du uns denn gar nicht mehr?‹ Ich wusste nicht, was ich machen sollte; ich konnte einfach nicht mehr essen, auch nicht, um ihm eine Freude zu machen. Das Allerschlimmste war, wenn mein Vater anfing zu weinen. Dann hätte ich am liebsten Schluss mit mir gemacht, denn das war einfach furchtbar. Aber wehe, wenn er gelegentlich behauptete: ›Jetzt hast du ganz gut gegessen.‹ Dann war ich wahnsinnig wütend, machte ein riesiges Theater und schrie herum. Denn das ›gut gegessen‹ hieß für mich, ich hatte gefressen. Das war das Allerletzte. Ich kam um vor Selbstvorwürfen, Schuldgefühlen und Selbsthass, und dann schwor ich mir, noch viel weniger zu essen.«

Jeannette:
»Einziges Gesprächsthema zu Hause war meine Magersucht. Alle wollten mir helfen, alle bedrängten mich, zum Arzt zu gehen, in der festen Überzeugung, dass ich es allein nicht mehr schaffen könnte. Irgendwie hatte ich schon manchmal selbst den Wunsch, aus dem Teufelskreis herauszukommen, aber ich schaffte es nicht und ließ mich auch nicht überreden, zum Arzt zu gehen. Ich wollte und musste es allein schaffen, ich hatte mir ja alles schließlich auch allein eingebrockt. Immer wieder nahm ich mir vor: Jetzt ist Schluss

mit der Hungerei. Morgen esse ich ganz normal. Aber schon bei der nächsten Mahlzeit war ich vollkommen nervös und fahrig, es blieb alles beim Alten oder verschlimmerte sich sogar noch. Ich fühlte mich schlechter und schlechter und wurde immer kraftloser, weil ich zu allem Übel auch kaum noch schlafen konnte. Der Weg morgens zur Schule wurde zur Qual; die Treppen bis in den zweiten Stock schaffte ich nur noch mit größter Anstrengung. Ich wusste genau, ich musste etwas tun. Die Spannungen zu Hause waren nicht mehr zu ertragen, aber ich konnte einfach nicht anders als immer weiter hungern.«

Anja:

»Als meine Mutter mich auf mein Erbrechen ansprach, log ich ihr natürlich ins Gesicht. Das hätte ich nicht tun dürfen, denn ab da war für sie absolut der Ofen aus. Sie sagte mir wortwörtlich, sie sehe mich nicht mehr als ihre Tochter an. Sie sprach keinen Ton mehr mit mir, und das wochenlang. Das war für mich schon früher das Allerschlimmste gewesen: dieses ewige Schweigen. Das war wirklich grausam. Ich versprach hoch und heilig, nie wieder zu erbrechen, doch dieses Versprechen hielt ich natürlich nicht. Ich wurde nur ganz einfach raffinierter; ich half ihr im Haushalt und brachte ihr häufig ein kleines Geschenk mit, um sie wieder für mich zu gewinnen und als Entschuldigung für mein Fressen und Erbrechen.

Irgendwann konnte ich dann den Streit zu Hause, den Druck, die Verbote und meine Angst vor dem Entdecktwerden beim Erbrechen nicht mehr aushalten. Ich zog aus. Ich glaube, meine Familie atmete auf. Ich auch. Aber trotz des guten Vorsatzes: ›Ab jetzt ist Sense‹, schaffte ich es nicht mal eine Woche, in meiner eigenen Wohnung normal zu essen. Dann fraß und erbrach ich erst recht.«

Martina, Auszüge aus ihrem Tagebuch vor der Behandlung:

»Wenn ich bedenke, dass ich vor knapp einem Jahr 10 kg mehr gewogen habe, kann ich mir das gar nicht mehr vorstellen. Abnehmen ist seit damals zur fixen Idee geworden. Heute bin ich allein zu Hause, niemand steht hinter mir und zwingt mich zum Essen. Gott sei Dank, so kann ich hungern, wie ich möchte. Komisch, früher war ich eine echte Genießerin, und eigentlich könnte ich immer noch genießen. Manchmal lasse ich einen Bissen ganz langsam auf der Zunge zergehen. Ich schließe dann die Augen und schmecke alles ganz extrem mit allen meinen Fasern. Früher genoss ich das Essen ganz ungezwungen, unbekümmert, und jetzt stiehlt mir meine Angst vor dem Fettwerden jeden Genuss. Am meisten hasse ich es, wenn mich jemand zum Essen zwingen will, dann ist es ganz aus. Komisch, aber ich freue mich, wenn andere viel essen, und schaue auch, dass sie viel essen. Ich sonne mich in dem Gedanken, dass sie Kalorien in sich hineinschaufeln und ich nicht. Selbst wenn sie gar nicht dick sind und werden – ich würde es ja auch nicht werden, dazu habe ich gar nicht die Veranlagung. Und doch, esse ich einmal mehr, als ich wollte, dann fühle ich mich ganz entsetzlich und hasse mich und widere mich selbst an.

Ich habe heute schon neun Abführtabletten genommen, aber es tut sich nichts. Es gurgelt nicht einmal in meinem Bauch. Es ist natürlich klar, dass mir auf diese Abführmittel übel ist und ich darum fast gar nichts essen kann. Außerdem esse ich nichts aus Sturheit. Mama will mich mal wieder zwingen, aber dann gerade nicht. Außerdem fürchte ich, dass ich schon wieder zugenommen habe. Das ist ein grauenhafter Gedanke. Ich fühle mich so dick und mein Bauch ist total gespannt. Auf jeden Fall, für Mama ist mein Hungern eine persönliche Beleidigung. Sie ist eiskalt und redet keinen Ton mit mir. Ich bin richtig enttäuscht von ihr. Sie ist im Moment meine kalte, beleidigende, herabsetzende Mutter.

Ich habe mich wieder einmal mit allen zerstritten. Ich habe wegen meiner Spinnerei dauernd Streit mit Mama und Papa. Ich weiß, dass ich zu wenig wiege, aber ich kann nicht anders, als so zu spinnen.

Ich hatte wieder einmal einen Riesenkrach mit meiner Familie. Der Anlass ist gar nicht der Rede wert; ich habe mir die dünnste Brotscheibe genommen. Papa hat mich ganz entsetzlich angeplärrt, ich habe dann immer lauter zurückgeplärrt, und irgendwann habe ich dann wieder rot gesehen. Ich habe mit der Faust auf den Tisch geschlagen, dass die Tassen gescheppert haben. Daraufhin hat mir Papa eine gelangt. Das ist meine erste Watschn von ihm und sehr deprimierend. Aber ich nehme es ihm nicht übel; erstens hätte mir das auch passieren können, so in Wut, und zweitens hatte er ja Recht. Ich gehe ja allen auf die Nerven und mache jedem Kummer und Sorgen. Er hat dann noch gesagt, ich könnte jetzt endgültig ausziehen, ich machte die ganze Familie verrückt. Das trifft mich sehr; ich weiß ja, dass ich eine Last bin, aber wo soll ich denn hin? Wenn ich ausziehe, ist es total aus, dann sitze ich einsam und allein herum und verhungere dann wahrscheinlich wirklich.

Mama surft jetzt häufiger und gibt fürchterlich damit an, sie ist extrem ehrgeizig. Jeder, der da nicht mitmacht oder das nicht versteht, ist für sie gestorben. Mich hasst sie anscheinend zurzeit wieder besonders. Oft gibt sie mir auf Fragen gar keine Antwort, oder sie hört nicht zu, wenn ich etwas erzähle. Überhaupt werde ich von allen einfach geschnitten; ich habe das Gefühl, dass ich bei ihnen allen gar nicht mehr zähle. Sie finden mich bloß noch lächerlich. Gestern wurde darüber diskutiert, ob es richtig ist, wenn ich mich im Englischen Garten ›oben ohne‹ sonne. Da sagte Papa doch glatt: ›Bei der dürren Figur brauchen wir doch wirklich keine Bedenken haben. Zu der, wie die ausschaut, kommt doch höchstens einer und gibt ihr eine Mark und sagt: Geh, und kauf dir was zu essen.‹ Das hat mich entsetzlich getroffen. Es war wie ein Schlag ins Gesicht, und noch jetzt habe ich ein Würgen im Hals, wenn ich daran denke. Ich halte doch so viel von seinem Urteil. Mein Gott, und ich komme mir doch sowieso so hässlich vor und gehe vor Komplexen nirgends mehr hin. Ich traue mich seit Monaten nicht, in den Spiegel zu schauen. Ich halte das nicht mehr länger aus. Manchmal habe ich so gute Vorsätze und will es schaffen, aber dann kann ich es doch nicht. Mein Widerwillen vor dem Essen ist so groß, dass ich Schweißausbrüche bekomme, wenn ich nur daran denke.

Urlaub am Lago Maggiore. Hier werde ich mich wohl oder übel dem Zwang zu essen unterordnen müssen, schon um meiner Mutter nicht allzu viele Sorgen zu machen. Sie will, dass ich jede Kalorie aufschreibe, und ich musste ihr versprechen, täglich auf 1200 bis 1500 zu kommen. Mit einigen Mogeleien werde ich das schon schaffen. Aber ich habe den festen Willen, alles wieder herunterzuhungern, wenn wir zu Hause sind.

Beim Abendessen gab es Streit mit Mama. Wieder bin ich die Schuldige, wieder habe ich nicht genug gegessen. Es ist schlimm, dass sie jetzt weint; dass ich auch weine, ist egal.

Ich heule ja sowieso wegen jedem Dreck, aber dass sie weint, ist schrecklich. Sie ist nur noch traurig, und ich weiß, dass ich schuld bin. Ich glaube, ich fahre heim und gönne ihnen allen einen schönen Urlaub. Ich fahre heim, bevor Papa nachkommt. Ich kann ihm nicht mehr in die Augen blicken, er ist so bitter enttäuscht von mir, von seiner Tochter, auf die er einmal so stolz war. Warum mache ich alle nur unglücklich. Jemand, der andere unglücklich macht, hat meiner Meinung keinerlei Recht auf einen Platz in der Welt. Seine Existenz steht ihm nicht zu. Wäre ich nicht auf der Welt, wären alle viel glücklicher. Lieber Gott, bitte lass die Mama nicht so verzweifelt sein; mach, dass sie schlafen kann. Papa hat mir schon so oft vorgeworfen, dass sie nur meinetwegen schlaflose Nächte hat.

Es war ein schrecklicher Tag. Mama war schlecht gelaunt und hat kaum mit mir gesprochen. Sie hat sich mit Michi ganz normal unterhalten, mich haben sie geschnitten. Ich bin mir wie eine Aussätzige vorgekommen. Wenn Mama was zu Michi gesagt hat, war ihre Stimme betont lieb und nett; mir gab sie nur knappe, harte, kalte Antworten.

Papa ist eigentlich ganz nett zu mir, nur wenn es ums Essen geht, gehen ihm die Nerven durch, und das verstehe ich auch. Dieser ständige Zwiespalt in mir ist schrecklich, einerseits möchte ich gern ein paar Kilo mehr wiegen, eine bessere Figur haben, den Frieden in meiner Familie wiederherstellen, aber andererseits quäle ich mir jeden Bissen hinunter. Ich habe schon immer ewig lange vor dem nächsten Essen einen richtigen Horror. Ich bekomme schreckliche Zustände, wenn wir beim Essen sitzen und ich so eine Riesenportion vor mir habe. Ich möchte ja so gern ein paar Kilo mehr haben – aber ich will nicht zunehmen, davor habe ich entsetzliche Angst.

Es war heute ein richtiger Surf-Rückschlag. Ich habe nur eine riesige Wut in mir, dass alle es können, bloß ich nicht. Ich verstehe das nicht; ich bin schon selten blöd. Wenn ich dabei nur nicht einen so beißenden Ehrgeiz hätte, könnte es mir egal sein, aber mein Ehrgeiz bringt mich noch um. Wenn jetzt auch noch Annette kommt, wird es schrecklich. Ich halte diesen Konkurrenzkampf nicht mehr aus. Es ist so schlimm für mich, dass meine kleinen Geschwister mich in allem überholen; sie können alles besser und ich kann nichts. Ich kann auf nichts stolz sein, nicht einmal auf mein Aussehen, denn die anderen sehen viel besser aus als ich.

Ich bin heute nicht mitgesegelt, einmal aus Angst vor dem Mittagessen unterwegs und Papas Zuständen, zum anderen, um Mama nicht allein zu lassen. Heute früh hat mich Papa zu einem Stück Semmel gezwungen. Es war schrecklich und es gab wieder einen Riesenkrach.

Ich halte das Nicht-beachtet-Werden nicht mehr aus. Papa hat sich so bemüht die ersten Tage hier, und jetzt habe ich es wieder so weit gebracht, dass ich unten durch bin. Mama hat heute behauptet, dass ich ihr alles nachmache, aber das stimmt ganz und gar nicht, weil ich bestimmt nicht so sein will wie sie und auch nicht so werden will. Ich habe das Gefühl, dass Papa auf Annette am stolzesten ist. Meine Geschwister tun sich gegen mich zusammen und tuscheln und ratschen; bin ich auch dabei, wird geschwiegen. Wenn ich etwas sage, sind sie sofort gegen mich. Mir kommt es wie eine Verschwörung vor. Ich bin aber selbst schuld, ich habe es mit allen verdorben. Ich nerve alle nur noch mit meinem Essensgetue.

Schlechtes Wetter. Seit zwei Tagen essen wir nur noch, hocken herum und öden uns an. Ich fühle mich zum Kotzen voll gefressen, weil ich immer mitessen musste, auch ohne Appetit. Gestern sind wir zum Einkaufen gefahren. Ich hätte mir gern etwas gekauft, fand mich aber in allem scheußlich. Annette hat sich einen schönen Pullover gekauft. Sie sieht einfach in allem hübsch aus. Ich war so entsetzt über mich; warum bin ich so, sehe ich so aus, habe ich diese gerippige Figur? Annette ist das blühende Leben gegen mich: hübsch, groß, attraktiv, temperamentvoll. Sie gefällt sich, wie sie ist. Papa ist stolz auf sie. Alle Blicke richten sich bewundernd auf sie. Ich fühle mich neben ihr mickrig, klein und hässlich. Jetzt sitze ich schon wieder wie Aschenputtel zu Hause. O mein Gott, ich gebe mir solche Mühe, auch etwas darzustellen, auch ein Typ zu sein, auch etwas zu können, aber ich bin einfach nichts; kein Typ, hässlich, dumm, mickrig, einfach ein absolutes Nichts.

Gestern Abend haben wir wieder gestritten, natürlich wieder wegen der Magersucht – das ist das Lieblingsthema meiner Familie geworden. Ich streite natürlich ab, magersüchtig zu sein. Sie haben mir solche Vorwürfe gemacht und mir so ziemlich alles an den Kopf geworfen an Miesem, was man einem Menschen an den Kopf werfen kann. – Wenn ich nur nicht diese dauernde Flennerei hätte, sobald ich allein bin. Ich habe natürlich behauptet, dass ich gesund sei. Ich weiß schließlich selbst, ob ich krank bin oder nicht. Eigentlich passt, glaube ich, nicht zur Magersucht, dass ich mir so hässlich vorkomme, so mager. Es ist aber schwer, meine guten Vorsätze zu realisieren und wieder zuzunehmen. Ich habe außerdem Angst, sollte ich jetzt zunehmen, dass ich nur einen fetten Bauch bekomme und meine hässliche Figur ansonsten bleibt.

Mama schneidet mich mal wieder, seit Papa gefahren ist. Sie fragt mich nicht nach meiner Meinung und spricht nicht mit mir. Ich spüre deutlich ihre Abneigung. Mama war wohl wieder traurig, weil ich beim Kaffee den Kuchenrand liegen gelassen habe. Ich habe ihn aber mitgenommen und demonstrativ vor ihr gegessen. Es tut mir so Leid, und ich überlege dauernd, wie ich ihr eine Freude machen könnte. Es ist immer meine Schuld, wenn sie traurig ist. – Heute haben wir für Mama eine Hose gekauft. Ich habe auch welche anprobiert, aber ich war so geschockt über meine Figur, dass ich keine gekauft habe. Ich sehe aus, als ob ich ein Spasti wäre mit den dünnen Haxen und den knochigen Armen. Ob ich meine Figur wohl jemals wiederherstellen kann? Mama war natürlich auch wieder mal schockiert. Sie kann nicht begreifen, wie sich jemand so zurichten kann wie ich. Ich habe ihr gesagt, dass ich genauso entsetzt bin. Ach, wenn mich doch nur ein Mensch verstehen könnte, aber wie will ich das verlangen, wenn ich mich selbst nicht verstehe.

Wir sind wieder daheim. Am Lago Maggiore habe ich kein Gramm zugenommen. Gottlob. Aber ich habe Schuldgefühle meiner Familie gegenüber. Ich versuche immer durch Mitbringsel oder Geschenke oder dadurch, dass ich für die anderen arbeite, koche, backe, bügle, meine Schuld wenigstens etwas wieder gutzumachen. Doch diese Wiedergutmachungsversuche werden nicht angenommen, sie werden ignoriert, ja mir sogar vorgeworfen. – Heute hat mich unser Nachbar angesprochen, warum ich so dünn aussähe, so dünn, dass er mich fast nicht wiedererkannt hätte, ob ich krank sei? Wenn die nur alle ihre Schnauze halten würden! Was geht die meine Figur an! Ich habe es satt, ihnen meine Lügengeschichten auftischen zu müssen. Sie sollen mich in Ruhe lassen. Außerdem ist dann jedes Mal wieder der Teufel los. Mama ist erst recht fertig und voller Vorwürfe. Es ist ihr so wichtig, was andere Leute denken. Was sollen die denken, wenn ihre Tochter wie verhungert aussieht?

Diese Woche haben wir nur gestritten, vor allem am Sonntag. Ich war den ganzen Tag in dieser Stimmung und abends hat es gekracht wie nie. So genau kann ich das alles gar nicht mehr zusammenbringen, aber ich war so jähzornig und voll blinder Wut, dass ich nicht mehr weiß, was ich gesagt habe. Ich habe irgendwann zwischen Mordsgeschrei und Getobe von Papa die Hände festgehalten bekommen, weil Mama mir auf meine Provokationen hin eine gelangt hat und ich darauf auf sie los bin wie eine Wahnsinnige. Ich habe mich in Papas Arme gekrallt und gekratzt, ich war wie tobsüchtig. Und Anlass war nur wieder eine dünne Scheibe Brot … Aus Papas Stimme klingt eine so entsetzliche Verachtung, ein solcher Hass, dass ich bei jedem Wort tot umfallen möchte. Diese Verachtung, diese Kälte ist so entsetzlich für mich, so grausam. Ich denke immer: Tu doch so, als hätte er nichts gesagt, bloß nicht hinhören, lass doch alle reden! Aber ich höre es ja doch und es kränkt mich tief. Auch Mama redet nur noch verächtlich mit mir. Das alles tut mir Leid. Ich weiß, dass alles meine Schuld ist, wenn mir auch der heutige Anlass dazu nicht ganz klar ist, aber meine bloße Anwesenheit, meine Erscheinung scheint Anlass genug.«

Warum hungern diese Mädchen weiter, selbst dann, wenn sie sich längst hässlich finden, wenn sie ihre Figur »gerippig« nennen und sich nicht mehr im Spiegel anschauen können? Warum hungern sie weiter und sind keinem vernünftigen Argument zugänglich, selbst dann nicht, wenn sie die Verzweiflung und Hilflosigkeit ihrer Eltern wahrnehmen, sie sogar verstehen und darunter leiden? Warum nehmen sie das Angebot, sich helfen zu lassen, nicht an? Diese jungen Mädchen sind magersüchtig geworden, d. h., sie sind süchtig darauf, immer weiter abzunehmen, wider alle Vernunft, wider alle Ästhetik und Gesundheit. Warum?

Einmal, lange bevor es zu den schweren Auseinandersetzungen mit den Eltern kam, zu den eigenen inneren Kämpfen, zu dem Teufelskreis, aus dem es kein Entrinnen zu geben scheint, zu der Versklavung durch die Magersucht, haben die Mädchen ihre Krankheit als Gewinn, als Glück, als Macht, als Befriedigung aller bisher unerfüllten Wünsche und Sehnsüchte erlebt:

Melanie:
»Hungern war etwas, das nur mir allein gehörte, das niemand beeinflussen konnte, etwas an meiner Persönlichkeit, das mir Kraft verlieh, und ich musste es mit niemandem teilen. Es ist schwer zu beschreiben, das Gefühl stellte sich ein, wenn ich nicht zunahm, und verstärkte sich bei Abnahme. Nahm ich zu, war mir, als würde man mir das Liebste, das ich auf dieser Welt besaß, entreißen; die Magersucht war mir Ersatz für Liebe, Ersatz für alles.«

Bettina:
»Ich wurde wesentlich selbstsicherer durch mein Hungern. Endlich hatte ich etwas, was mir meine Stärke und Konsequenz bewies. Ich konnte mich fühlen und ich war zu etwas Besonderem geworden. Die Sorgen meiner Eltern, auch ihre Wut, gaben mir ein Gefühl der Geborgenheit. Ich hatte endlich ein sichtbares Zeichen für ihre Liebe. Bei Gleichaltrigen war ich auf einmal Mittelpunkt, etwas Besonderes, geheimnisvoll. Danach hatte ich mich gesehnt in all den Jahren, in denen ich abseits stand.«

Tanja:

»Ich wurde immer glücklicher, glücklicher, je größer der Zwischen-raum zwischen den Schenkeln wurde, je knochiger mein Körper, je schmerzhafter das Sitzen, je weiter meine Kleider, je tranceartiger mein Zustand.«

Claudine:

»Das Dünnsein bedeutete für mich unendlich viel Macht. Ich stand im Mittelpunkt des Interesses; zunächst bewunderte man mich, dann war ich das große Sorgenkind. Ich konnte mich schwierigen Si-tuationen entziehen, mich aus der Schusslinie manövrieren. Ich be-kam endlich die Fürsorge und Liebe zu spüren, die ich haben wollte, die ich anfassen konnte. Ich war zu etwas Besonderem und Myste-riösem geworden, etwas, das man sehr vorsichtig behandeln muss. Ich konnte die Stimmung zu Hause andrehen, wie immer ich wollte: Trank ich einen Schluck Milch, war man glücklich – aß ich nichts, war man verzweifelt. Man beschäftigte sich ausschließlich mit mir. Endlich nahm man mich wahr. Für mich selbst war Hungern ein riesi-ges Gefühl: Endlich war ich jemand. Ich war zufrieden mit mir, end-lich zufrieden. Ich konnte stolz auf mich sein, stolz, weil ich so stark war und mehr konnte als andere.«

Sarah:

»Ich wollte schon immer etwas Besonderes sein, will es immer noch; nicht wie die breite Masse, nur oberflächlich an unwichtigen Wer-ten orientiert, sondern anders: tiefgründig, die wahren Werte des Lebens erkennend, exotisch, schön, begehrt, intelligent, interes-siert, gebildet, bestechend durch Geist und Seele. Ich war es nie und bin es auch heute nicht. Ich hasse und verachte mich vielmehr, er-kenne meine Beschränktheit, die seltsamerweise vor den meisten verborgen bleibt. Ich finde mich hohl, in Gesprächen mit anderen verstehe ich nichts, kann ihnen nichts nachfühlen. Was ist das über-haupt: Ich kann nicht fühlen, spüren, etwas erahnen, merken? Ich lese Bücher nicht um der Sprache oder des Inhalts willen, sondern um des Gelesenhabens. Ich lerne nicht aus Interesse, sondern um gut zu sein, um eine nicht vorhandene Intelligenz zu beweisen. Ich sage, ich fühle mich schlecht, um den Eindruck zu erwecken, Gefüh-le zu haben, Gedanken, die mich tief bewegen, Probleme, die mich belasten, mich armes, sensibles Geschöpf.

Und dann die Magersucht. Endlich etwas, das mir einen Anflug von Besonderheit ermöglicht: Ich bin magersüchtig, eine schwere psychische Krankheit, cool! Endlich habe ich einen Beweis für meine Besonderheit. Ich will Interesse wecken, was mir ja auch prompt gelungen ist. Noch nie hatte ich so viel Zuwendung und Sympathiebeweise wie jetzt. Die Menschen adressieren ihr Interesse an meine Magersucht, nicht an mich. Ohne diese Krankheit bin ich nichts, eine Null, grau, unscheinbar, langweilig, leer. Ich bin meine Magersucht.«

Jacqueline:
»Irgendwann war meine Krankheit nicht nur mein einziger Lebensinhalt, mein Alibi für alles, was ich nicht leistete, aber leisten sollte, sondern vielmehr ein Freund, ein Schatz, den ich mit allen Mitteln dieser Welt festhalten wollte. Ich hasste jeden, der mir einzureden versuchte, ich sei krank und brauchte Hilfe.«

Diese positiven Emotionen können lange, für die Eltern unerträglich lange, anhalten und den zunächst unerschütterlichen Willen der Betroffenen, an der Magersucht festzuhalten, verstärken. Schließlich aber, im Verlauf der Erkrankung, schwinden sie auch im Erleben der Magersüchtigen.

Wie es auch schon in den Krankengeschichten anklang, wandeln sich Selbstsicherheit, Macht und Stolz in Gefühle der Leere, der Verzweiflung, des Grauens und der Angst vor dem Tod oder auch der Sehnsucht zu sterben mit der Überzeugung, nur durch den Tod von dieser Krankheit befreit zu werden. Bettina, Sybille, Jacqueline, Anja, Martina und Tanja erzählen weiter.

Und dann – noch später – fast an der Grenze des Todes

Bettina:
»Je mehr ich an Gewicht verlor, umso stumpfer und leerer fühlte ich mich. Ich kam mir oft so allein und verlassen vor, hatte aber nicht mehr den Mut, auf andere zuzugehen. Meine Gedanken kreisten allein um mich und ich war an nichts anderem mehr interessiert. Meine Mutter hielt mir oft vor, dass ich kalt und abweisend sei und kei-

nerlei Gefühle mehr hätte. Alles ging an mir vorbei, alles war mir egal. Ich saß irgendwo, d.h. nicht ich, sondern nur mein Körper, meine Hülle. Dann hatte ich oft ein ganz komisches Gefühl, so als bestünde ich aus zwei Personen. Ging ich z.B. die Treppe hinauf, sagte die Person, die hinter mir stand: Weitergehen!, wogegen mein treppensteigendes Ich der Erschöpfung nahe war und sich am liebsten fallen gelassen hätte und liegen geblieben wäre. So ging es mir auch oft bei anderen Dingen, hauptsächlich bei sportlichen, wenn es ums Durchhalten ging; ich wurde von der hinter mir stehenden Person angetrieben, wenn ich aufgeben und zusammenbrechen wollte. Die hinter mir stehende Person war sozusagen meine Willenskraft, die mich zum Durchhalten zwang und an meine Kondition, auf die ich immer so stolz gewesen war, appellierte. Mein Wesen war in zwei Personen geteilt: eine, die mir Befehle gab und fragte, ob ich das da vorne wirklich sei, und eine, die alles tat. Ich erlebte meine Bewegungen als eckig, kantig und gefühllos und stellte mir vor, dass ich auch so auf andere wirkte. Ich war zu einem lebenden Gerippe geworden. Ich genierte mich für meine harten Bewegungen, die unnatürlich wirkten, ich fand sie unästhetisch, hässlich, einfach scheußlich, ich fühlte mich wahrhaft als Neutrum. Anfangs war ich stolz darauf, später verabscheute ich dieses Gefühl. Ich kam mir vor wie eine Marionette, ich war Spieler und Marionette zugleich.

Manchmal – bei der Frage: Bist du es wirklich? – überkamen mich starke Zweifel an meinem Ich. Ich fühlte in der Rolle, in die ich mich selbst gezwungen hatte, nichts als Grauen, ich fand nichts mehr gut, war nur noch todunglücklich, unzufrieden und aggressiv; ich empfand es nicht einmal mehr als angenehm, in einem heißen Bad zu liegen und über meine Haut zu streichen. Zärtlichkeiten hasste ich. Niemand durfte mich noch berühren, meine Eltern nicht und auch die Katzen nicht. Wie hatte ich sie früher geliebt, ihr weiches Fell, wenn sie mich streiften oder wenn sie mit in meinem Bett schliefen und schnurrten. Nun hasste ich sie, ekelte mich vor ihnen und wies sie ab, setzte sie vor die Tür, warf sie vom Schoß und trat sie sogar. Heute tun sie mir Leid, aber sie sind gottlob nicht nachtragend wie Menschen. Gerüche nahm ich auch kaum noch wahr. Wie hatte ich Räucherstäbchen geliebt! Am Ende meiner Krankheit brannte ich höchstens noch solche mit beißendem Geruch ab. Insgesamt war alles für mich ein Gefühl wie in Trance. Immer wieder stellte ich mir die Frage: Bist du es wirklich?«

Jacqueline:

»Wenn ich einmal gerade nicht an Essen dachte, fühlte ich mich total allein, hilflos und hohl. Ich fragte mich manchmal, wer und wie ich eigentlich bin, da ich oft in so einer Art Trancezustand war und alles wie in Trance an mir vorbeiging. In helleren Minuten ging ich zum Spiegel, um zu sehen, wer ich bin und wie ich aussehe, da ich mich so, wie ich aussah, selbst nicht mehr kannte. Ich fühlte mich ausgebrannt, hatte keine Freude mehr an Dingen, die mir sonst Spaß gemacht hatten. Ich interessierte mich außer für Essen für nichts mehr. Freunde gab es längst nicht mehr, ich war isoliert und lebte in meiner eigenen, von mir erfundenen Realität. Ich konnte die Reaktionen meiner Mitmenschen nicht mehr beurteilen. Ich hatte eine Art Nebelschleier vor meinen Augen und meinem Gehirn, ich konnte bei Gesprächen und anderen Dingen, wie Lesen oder Fernsehen, nichts mehr aufnehmen. Ich fühlte mich von allen und allem gehasst und ausgeschlossen.«

Anja:

»Und dann wusste ich einfach nicht mehr weiter. Ich war verzweifelt und versuchte mir zu überlegen, warum ich das eigentlich tat. Mit jedem Bissen, den ich in den Mund stopfte, begann ich mich mehr zu hassen. Ich ekelte, ich widerte mich richtig an. Es war so ein ewiger Widerspruch; ich wollte nicht fressen, ich wusste, es war verrückt und sinnlos, ich hätte also bloß aufzuhören und wieder normal zu essen brauchen.

Doch das war das Verrückte daran, ich konnte nicht mehr anders, es war wie ein Zwang, den ich mir selbst zur Strafe auferlegt hatte. Ich ging in den Supermarkt, nein, lief fast immer, so schnell es nur ging, und kaum hatte ich den Einkaufswagen in der Hand, wurde plötzlich alles mechanisch, und ich hatte auf einmal das Gefühl, neben mir selbst zu stehen und mit mir selbst zu streiten: ›Nein, tue es nicht; ich will nicht, ich will nicht mehr fressen; ich habe überhaupt keinen Hunger.‹ Und die andere Stimme sagte: ›Du tust es doch, weil du musst, weil du ein Versager bist!‹ Die zweite Stimme hasste mich richtig, das habe ich so oft gespürt. Ich war bei diesem Wortspiel immer ganz weggetreten und legte dabei ein Lebensmittel nach dem anderen in den Wagen. Es war alles so komisch, wie ein Traum. Und irgendwie gefiel es mir auch noch, mich selbst fertig zu machen, immer mit mir selbst zu streiten und das eine, sensible, hilflose Ich mit dem anderen, fiesen, gemeinen Ich kaputtzumachen.

Für mich war es so eine Art ›Highgefühl‹, weil ich in dem Moment von der Umwelt absolut nichts mitbekam. Manchmal zu Hause, vor allem nach dem Erbrechen, wenn ich mir wieder so dreckig vorkam und ganz k.o. war, hockte ich mich auf den Badewannenrand und starrte in den Spiegel. Dann fragte ich mich, ob ich das wirklich bin, und hatte das Bedürfnis, mein Gesicht und den Kopf mit den Händen zu betasten, nur um zu fühlen, ob ich überhaupt da war. Ich hatte das Gefühl, alles an mir war betäubt; plötzlich wurden mein Kopf und das Gesicht immer größer, fast überdimensional. Wenn ich meine Hände vor mich hinhielt und spreizte, wurden sie auch größer und größer. Aber das machte mir überhaupt keine Angst, im Gegenteil, es faszinierte mich manchmal sogar.

Manchmal nahm ich mir vor, mich umzubringen. An den Tagen fraß ich noch einmal richtig drauflos, dann räumte ich die Mülltüten weg und putzte das Klo sehr sorgfältig, damit niemand auf den Verdacht kam, ich könnte so viel gefressen und danach erbrochen haben. Wenn ich dann alle Spuren beseitigt hatte und vor dem Bett hockte, war ich doch wieder zu feige, es zu tun.«

Martina, Auszüge aus ihrem Tagebuch:
»Ich kontrolliere jetzt sehr oft meine Bewegungen. Meine Arme, meine Beine gehören mir nicht mehr wie früher. Meine Bewegungen sind unnatürlich, ich bewege mich nicht von allein, es ist, als ob jemand Zweites in mir ist, der alle meine Bewegungen lenkt. Er steht hinter mir und ist gleichzeitig in mir und treibt mich an wie mit einer Peitsche. Er befiehlt mir andauernd jeden Schritt. Und ich schaue mir die Bewegungen an mit einem Gefühl von Erstaunen, ich weiß selbst nicht, woher sie kommen. Wenn ich meine Arme und meine Beine berühre, weil sie mir fremd vorkommen, bin ich überrascht, die Berührung zu fühlen. Manchmal im Bett habe ich das Gefühl, dass alles unheimlich angeschwollen ist: meine Arme, meine Beine, meine Figur, einfach alles. Es fühlt sich alles so prall und pelzig an und ich muss dann hinlangen, aber dann sind meine Gliedmaßen ganz normal, das Gefühl ist weg, aber es kommt wieder.

Ich würde meiner Familie so gern alles ersparen, aber dazu müsste ich tot oder einfach weg sein. Zum Letzteren weiß ich nicht, wohin, und zum Ersteren bin ich zu feige. Tot, tot wäre ich so gerne, wegen allem, meinen Mitmenschen zuliebe und auch, weil ich selbst nicht mehr leben will. Ich kann das alles, alles nicht mehr ertragen, diese Verachtung und diese Schuld, nur weil ich existiere. Ich kann und mag nicht mehr. Diese Verzweiflung in mir und dieses Ich-kann-nicht-mehr und dieses Ich-schaffe-es-nicht-mehr sind inzwischen so groß, dass sie unerträglich für mich sind. Ich möchte tot sein und auf einem schönen, einsamen, ruhigen Friedhof begraben sein. Der Gedanke, dass ich noch so, so lange leben muss, bis ich von selbst sterbe, ist grauenhaft. Ich möchte tot sein und bin für einen Selbstmord viel zu feige. So oft sehe ich nach, wie viele Schlaftabletten überhaupt im Haus sind; es ist ein kribbelndes Gefühl, sie in den Händen zu halten. Genau so ein Gefühl ist es, wenn ich am U-Bahn-Schacht stehe und die U-Bahn kommt. Ein kleiner Schritt würde genügen und alle wären von mir erlöst. Ich male mir dann genau den ganzen Trubel aus, der dann entsteht, und sehe den Batz, der aus mir geworden ist, die Innereien auf den Gleisen und das viele Blut.«

Sybille:

»Ich verwandelte mich langsam in ein primitives Tier, dessen Leben in nichts anderem bestand als in Nahrungssuche; ich, die ich alles Animalische verachtete und meinen Sinn im schwebend Geistigen sah, verwandelte mich in ein primitives, dreckiges Tier. Ich war in meinen Augen kein Mensch mehr. Ich fühlte ständig eine innere Spannung, nicht Hunger, nur abgeblockte Gier, die mich vor mir selbst erschrecken ließ. Bald konnte ich mich auf nichts mehr konzentrieren, nicht einmal mehr auf Bücher, in die ich vorher versinken konnte. Nicht nur das: Ich beneidete alle Menschen, die ein in meinen Augen lebenswertes Leben lebten. Ich stand in der S-Bahn, um mich herum waren wirkliche Menschen, die ich alle beneidete, nicht nur, weil sie essen durften, sondern auch, weil sie nach Hause fuhren und sich auf den Feierabend freuten. Mich erwartete die Qual: Was sollte ich tun? Ich konnte mich nicht mehr entspannen, mit nichts mehr. Ich hatte das Gefühl, dass jedes Tun und jede Bewegung gezwungen, bewusst gesteuert waren; ich legte mir Aufgaben zurecht, um ja nur Sinnvolles zu tun; ich konnte mich nirgends hinsetzen und ausruhen; ich rannte nur noch von einer Aktivität zur nächsten. Ich hatte doch einmal ganze Tage im Bett verbringen können und jetzt trieb mich ein innerer Motor. Es ist schwer, dieses Gefühl zu beschreiben. Es war ein ganz anderes Wirklichkeitsgefühl. Es gab kein normales Tun mehr; auch Händewaschen geschah gesteuert. Es gab nichts Ungewolltes mehr im Sinn von Versinken und Fallenlassen. Bedeutungslose Tätigkeiten, die ich früher im Vorbeigehen erledigt hatte, waren einziger Tageszweck, wurden bis zur Perfektion getrieben. Ich fror unendlich, körperlich und seelisch. Wofür stand ich überhaupt noch auf? Um abends ins Bett zu gehen mit dem Gedanken, dass wieder ein Tag überstanden war? Ich war ständig bis aufs Äußerste gereizt und verletzt. Es gab keine Freude mehr und irgendwann auch keine Tränen. Alles war nur noch Lethargie und Agonie. Ich war mir zu unwichtig für Tränen, schließlich hatte ich mir ja alles selbst eingebrockt.

Um nicht alle um mich herum ständig beneiden zu müssen, wurde ich taub. Ich nahm nichts mehr auf, denn die schrecklichen Essensgedanken jagten mir durch den Kopf, und jeder Gedanke sagte mir, wie sehr ich Tier geworden war. Essen konnte ich nicht mehr genießen, bei der Auswahl endlose Entscheidungsschwierigkeiten. Es erscheint unglaublich, aber die Waage war wichtiger als alles, wichtiger als ich selbst. Aber was war ich? Die ständige Angst vor dem Alleinsein, das Kochenmüssen, die Fressanfälle, in denen ich alles hineinschlang wie ein Tier. Viele Einzelheiten habe ich schon verdrängt, ich musste es, sonst hätte ich nie mehr zu einer Achtung vor mir selbst kommen können. Erinnere ich mich aber, lasse ich die Gedanken hochkommen, dann haften Dreckklumpen an meinem Selbstwertgefühl.«

Tanja, Auszug aus ihrem Tagebuch:
»Ich weiß nicht genau, ob dieses Gefühl Einsamkeit, Traurigkeit oder Verzweiflung ist. Vielleicht ein Gemisch von alledem. Es ist, als ob ich im Nichts stände, umhüllt von undurchsichtigem Nebel. Ich weiß nicht, wohin, und habe das Gefühl, gelähmt zu sein, ganz schwer und niedergedrückt, unbeweglich. Es ist, als ob ich eine Hülle wäre, der Inhalt längst ausgeschlüpft. Wenn ich mich so fühle, würde ich am liebsten irgendwo versteckt sein, ich will nichts mehr sehen und hören, nichts mehr machen, einfach weg sein, um dem nicht mehr gegenüberzustehen. Ich denke so oft, dass ich es nicht schaffe zu leben und es auch nicht will. Ich wünsche mir, nicht mehr existent zu sein, mich in Luft aufzulösen und nie da gewesen zu sein. Es ist, als ob ich gehetzt werde, aber aufgrund der Lähmung nicht fliehen kann. Manchmal wird mir dann so richtig übel und ich bekomme keine Luft mehr. Es scheint mir so, als ob alle Dinge, die ich bisher in meinem Leben getan habe, nur Lügen gewesen wären, als wenn mir vieles nur zum Schein gefallen hätte, mein Elan nur Schau, eine Täuschung gewesen wäre. Eine Zeit lang ist das Gefühl

weg, ich lenke mich ab. Dann ist es wieder da und ich fühle mich ausgeliefert. Ich denke oft, dass die Dinge, die ich dazwischen tat, gar nicht wirklich waren, gar nicht wirklich gewollt und gefühlt, obwohl ich sie getan und mich darauf konzentriert habe. Manchmal konnte ich mich sogar darauf freuen. Ich weiß nicht, warum das Gefühl kommt, ich kann auch nicht berechnen, wann es kommt. Ich habe Angst davor, ich kann mich aber nicht wehren.

Manchmal fliehe ich in eine Traumwelt. Ich wünsche mir, von dort nicht mehr zurückzukehren. Oft fällt es mir schwer, daraus zu erwachen, weil ich es gar nicht will. Gerade dann, wenn ich erkenne, dass die Traumwelt nicht Wirklichkeit ist, ist der Gedanke, nicht mehr leben zu wollen, besonders groß. Ich denke zurzeit oft daran, dass es vielleicht besser wäre, nicht zu leben, da es für mich doch keinen Raum, keine Möglichkeit zum Leben gibt. Gelegentlich aufflackernde Lichtpunkte erscheinen mir ähnlich wie meine Träume, und im Grunde bleibt doch nur das Gefühl der Einsamkeit, Traurigkeit und Verzweiflung. Ich ekle mich davor. Ich fürchte mich vor meinen Gedanken an den Tod, die so hautnah sind. Dann frage ich mich auch wieder, warum ich ihnen nicht schon lange nachgegeben habe.

Verzweiflung! Verbitterung! Wie ein schleichendes Tier, von dem man nie weiß, wo es sich gerade befindet! Ich fühle mich angenagt und angefressen! Ich suche Halt, weil ich Angst habe vor dem Verlust in mir selbst. Ich habe panische Angst vor dem gänzlichen Abgeschnittensein. Ich hasse das Alleinsein. Ich finde keinen Ausweg, mich kränkt es, wenn ich übergangen werde. Warum versagt mir die Sprache; ich will doch Kontakt aufnehmen. Ich will sprechen. Warum stehe ich nur stumm da, was hält mich zurück? Meine eigene Feigheit, Angst vor Verletzung und Enttäuschung, meine Unfähigkeit, selbstlos zu sein? Ich suche unersättlich nach Anerkennung. Ich jage ihr nach wie ein Wolf dem Lamm, werde sie aber nie erreichen. Was trennt mich von den anderen? Wohin? Ich fühle mich so unendlich leer und mutlos, kraftlos und ausgehöhlt. Ich sehe mich immer unersättlicher und ungenügsamer! Ausgehungert nach Anerkennung und Zuneigung! Ich will mich so gern so nehmen lernen, wie ich bin. Wie ich bin? Getrennt in mir, zerrissen, zerstritten mit mir, einsam in mir, ausgekämpft in mir, getäuscht mich selbst, versteckt in mir. Hass für mich, Spott und Zynismus für mich und andere. Wie soll ich je geliebt werden und lieben können. Ich bin so uneinig in mir. Ich will meine Maske so gern zersprengen. Tod!

Schwebend dahingleiten in einer wundervollen Traumwelt, aufgehen und blühen in einer tausendfach reichen Traumwelt. Hässlich verkümmern in einer grausamen Wirklichkeit.«

Magersüchtige offenbaren ihre Ideologie

Henriette:
»Im Verlauf meiner Krankheit hat sich vieles verändert. Ich habe sozusagen verschiedene Stadien durchlebt, eines aber blieb immer entscheidend: mein Gewicht. Als ich zu hungern anfing, hatte ich nur ein Ziel: eine tolle Figur, eben eine Modelfigur. Dann hatte ich nicht mehr meine Traumfigur im Auge – die hatte ich längst erreicht –, sondern nur noch die Waage und mein immer geringer werdendes Gewicht. Das allein zählte, ›machte mich schön‹ und vermittelte mir eine immense psychische Stärke. Ich hatte meine Schwächen besiegt, die anderen nicht. Ich war zu etwas Besonderem geworden. Je mehr Gewicht ich verlor, desto weniger Bewunderung erntete ich. Die Bewunderung verwandelte sich in Sorge und Mitleid. Aber auch Sorge und Mitleid der anderen verstärkten meine innere Zufriedenheit, waren sie doch Bestätigung meiner Leistungsfähigkeit. Das Dünnsein und Krankaussehen waren zu einem Teil meines Selbst geworden. Da, wo andere nur Schwäche sahen, fühlte ich eine neue psychische Stärke und Kraft in mir. Die Waage entschied über meinen Tag, meinen Erfolg und meine Stimmung. Sie bestimmte von nun an eigentlich mein ganzes Leben. Abnehmen hieß Leistung, Erfolg, Kraft, Stärke; Gleichbleiben oder Zunehmen aber Misserfolg, Unzufriedenheit und Schuldgefühle. Ich konnte über Zunehmen genauso verzweifelt sein wie über eine schlechte Note damals in der Schule oder später im Studium. Dann hätte ich mich am liebsten verkrochen. Ich wollte nicht, dass mich jemand so sieht. Natürlich konnte niemand etwas sehen, denn ›so‹ hieß oft nicht einmal 1 kg, und selbst 1 kg bei einem Gewicht von 36 kg hätte kein Mensch bemerkt. Aber ich wusste es, wusste es von der Waage, und ich spürte und fühlte es. Nach einer Zunahme hungerte ich drei Tage, erst danach fühlte ich mich wieder wohl und konnte mich akzeptieren. Ich konnte es nicht ertragen, wenn mir gesagt wurde, ich

sähe gut aus, denn das war gleichbedeutend mit Dicksein und hieß Schwäche, Verlust meiner Disziplin und Selbstkontrolle. Ich stellte mich dann auf eine Stufe mit den Menschen, die ich verachtete, denn das, was mich ausmachte, ging durch Gewichtsanstieg verloren. Entscheidend war nicht mehr, wie zu Beginn meiner Magersucht, das schöne Aussehen – objektiv gesehen empfand ich meinen Körper längst als hässlich –, entscheidend war Hungern. Daraus zog ich meine Befriedigung, das war alles, was ich hatte, was meine Persönlichkeit ausmachte. Setzte man mich zu Hause in Bezug auf Essen unter Druck, bedeutete das einen Eingriff in mein Leben; es war mir dann, als wollte meine Mutter durch das Essen über mich bestimmen und mir das Wichtigste nehmen, meine neu entstandene Persönlichkeit, die nur mir allein gehörte. Es blieb mir nur ein Ausweg: Ich aß und erbrach. Dadurch fühlte ich mich wieder überlegen, behielt meine Stärke und hatte gleichzeitig meine Mutter, wie zuvor schon in allen anderen Bereichen, aus meinem Leben ausgeschlossen.

Ich lebte in einer anderen, eigens für mich geschaffenen Welt, akzeptierte alles, was zu der Krankheit gehörte, und hatte gelernt, mit der Krankheit umzugehen. Sie machte mich psychisch stark und diese psychische Stärke war wichtiger als das Gefühl der physischen Schwäche. Ich wusste sehr wohl von den Folgen der Krankheit und spürte sie selbst, aber Angst davor hatte ich nicht. Ein Leben ohne Magersucht wäre ein Leben ohne Leistung und ohne meine Persönlichkeit gewesen, für mich gleichbedeutend mit Tod. Die Waage hatte mehr Bedeutung als jede fühlbare körperliche Schwäche, jeder noch so erschreckende medizinische Befund oder mein Wissen, dass an der Magersucht viele sterben. Ich nicht. Das war meine Sicherheit. Meine psychische Stärke war etwas Reales, Sterben aber etwas Irreales, etwas sehr Vages. Niemand sagte: Heute oder spätestens morgen stirbst du an dieser Krankheit; die Lebensbedrohung war also nicht konkret, die Waage aber und das Gewicht, das Gefühl, 200 g zugenommen zu haben, das war sehr konkret und wog immer schwer.

Aber diese meine Welt mit ihren eigenen Gesetzen war mit der realen, gesunden Welt nicht zu vereinbaren. Zwangsläufig mussten mir menschliche Beziehungen gleichgültig werden und zwangsläufig zog ich mich immer mehr zurück. Zwar spürte ich manchmal den Wunsch, an dem anderen Leben teilzuhaben, aber das war gleichbedeutend mit Essen und Zunehmen und darum nicht realisierbar.

Und dann, irgendwann, verliebte ich mich. Es war die erste Beziehung seit Beginn meiner Magersucht, die mir wirklich etwas bedeutete, und sie machte mir das Leben in meiner Welt vorübergehend unmöglich. Bis zu diesem Zeitpunkt war es mir leicht gefallen, Beziehungen abzubrechen oder sie am besten gar nicht zu beginnen. Nun aber war mir ein Mensch wichtig geworden. Zum ersten Mal seit Krankheitsbeginn wurde mir die Verlogenheit meiner eigenen, irrealen Welt vor Augen geführt. Ich spürte meine Liebe, wollte genießen und leben, aber meine Welt, die Welt der Krankheit, konnte ich nicht vergessen, wenn auch jetzt häufiger als zuvor die Vernunft siegte oder besser gesagt, der andere Teil meines Ichs, der in der realen Welt leben wollte. Wenigstens für Stunden konnte ich wie andere Menschen sein und mich fallen lassen, dennoch fehlte mir das Unbeschwerte, und die schönen Tage blieben somit eine Ausnahme. Ganz allmählich zog ich mich wieder zurück.

Doch die Diskrepanz zwischen meiner eigenen Welt und der anderen war mir durch diese Liebesbeziehung deutlich geworden; ich lebte zwar weiter mit der Krankheit, aber sie gab mir nicht mehr diese Stärke und dieses Selbstbewusstsein wie zuvor. Ich hatte einfach etwas gespürt und gefühlt, was ich jahrelang als inexistent geleugnet hatte. In meine geheime, irreale Welt war auf einmal zu viel reales Leben eingebrochen und hatte mir die Basis meiner Persönlichkeit entzogen. Ich konnte nun nicht mehr in meiner Welt und auch nicht in der anderen Welt leben. Dieser Kampf wurde ein Kampf um Leben und Tod.«

Susanne:

»Immer, wenn ich mich verachtete und mir nutzlos, minderwertig oder hilflos vorkam, fiel es mir leicht, zu hungern. Hungern war meine Strafe für Versagen, so ungefähr: Wenn ich schon ein Nichts bin, brauche ich auch nichts zu essen. Schaffte ich es, zu hungern, dann stieg mein Selbstwertgefühl, dann konnte ich meinen leeren Bauch fühlen, die wenigen Kilo auf der Waage sehen und niemand und nichts vermochte mir etwas anzuhaben. Hungern war meine Stärke und mein Selbstbewusstsein. Ich lebte fast ausschließlich in der Zukunft und malte mir aus, wie schön mein Leben einmal werden könnte: Mit weniger Gewicht, also einem relativen Reservepolster, dürfte ich irgendwann einmal essen, was ich wollte, und mir außerdem mit meinem ersparten Geld Wünsche erfüllen wie Reisen und schöne Kleider.

Aber in der Gegenwart lebte ich mit Entsagungen in Bezug auf Essen und alle materiellen Dinge. Ich brauchte nicht so viel wie andere, und ich war es einfach nicht wert, es sei denn, ich hatte es mir teuer verdient. Ganz schlimm wurden meine Schuldgefühle, wenn meine Eltern mir etwas schenkten, selbst wenn es Kleidung war, die ich dringend benötigte. Dann empfand ich ein bohrendes Schuldgefühl und machte mir Vorwürfe.

Mit dem Essen war es dasselbe. Nach einem Essen über das erlaubte Maß hinaus überfielen mich im Nachhinein Schuldgefühle, die so grausam waren, dass ich am liebsten im Boden versunken wäre. Es war dann, als hätte ich etwas Verbotenes getan, etwa wie gestohlen oder betrogen. Ich hatte ja auch betrogen: mich selbst, mein Ich, meine Persönlichkeit, und mein Gewissen meldete sich entsprechend heftig. Ich war dann erst recht unsicher, minderwertig, klein und nichtig, hatte das Gefühl, die Kontrolle über mich verloren zu haben, mein Ich war angegriffen, der Boden, auf dem ich stand, sackte weg. Diesen Boden fühlte ich nur, wenn ich abnahm und nichts besaß – ich verlor ihn, wenn ich aß und Geld für mich ausgab oder große Geschenke annahm. Die Haltestangen, die ich bei leerem Magen verspürte, lösten sich auf, wenn ich den Grundsätzen der Magersucht zuwiderhandelte.

Darum konnte ich schließlich auch keine Einladung mehr annehmen, denn meist gab es dort etwas zu essen. Gern wäre ich mit Gleichaltrigen zusammen gewesen; aber durch den Zwang, vielleicht essen zu müssen, fühlte ich mich eingeengt wie eine Maus, die von einem Elefanten in die Enge gedrängt wird und nicht mehr herauskann. So erfand ich Ausreden über Ausreden, Einladungen nicht anzunehmen, einzig und allein aus Selbstschutz, da jedes größere gezwungene Essen Angriff bedeutete, Angriff auf meine eigene, mir selbst geschaffene Existenz. Mir war klar, dass ich mit der Zeit sämtliche Menschen durch mein Verhalten vor den Kopf stieß, verärgerte und enttäuschte, aber ich fühlte mich nach jedem ›nicht erlaubten‹ Essen so schmutzig, minderwertig und schuldig, dass ich nicht mehr wusste, wie ich mein schlechtes Gewissen beruhigen sollte, und das schon, wenn ich nur 200 g zugenommen hatte. Dieses Gefühl ist vielleicht mit Entzugserscheinungen zu vergleichen, denn es war schlagartig weg, wenn ich wieder abnahm. Und dann der ewige Zwiespalt zwischen einerseits Zunehmenwollen, weil ich mich längst hässlich fand, viel zu dünn, und sah, wie glücklich und unbeschwert andere in meinem Alter lebten und aßen, und dann wieder das nagende Schuldgefühl, wenn ich nach meinen Maßstäben zu viel gegessen hatte. Aber ich kam aus diesem Wahnsinnsdenken nicht heraus. Je größer das Essen, je größer die Geschenke meiner Eltern, umso schwerwiegender die Zerstörung meiner Person und meines Ichs. In dieser Zeit gab es für mich einzig und allein drei Quellen, aus denen ich lebte: Entsagung in allen materiellen Dingen, Leistung in Bezug auf Abnehmen und Leistung in Bezug auf mein Studium.«

Michaela:

»Ich habe in meiner Magersucht eine eigene Lebensphilosophie entwickelt. Alles drehte sich um den Zeiger auf der Waage. Dieser Zeiger beherrschte mich tagein, tagaus. Hatte ich zugenommen, war der restliche Tag verdorben; ich verachtete mich, fand mich schwach und unfähig, dick und nutzlos und konnte mich zu nichts Konstruktivem mehr aufraffen. Ganz anders sah hingegen alles nach dem morgendlichen Wiegen aus, wenn ich abgenommen hatte. Dann ging ich fröhlich und beschwingt in den Tag, machte Pläne, brachte es manchmal sogar fertig, etwas zu essen, hatte eine positive Einstellung zu mir und fühlte mich kraftvoll, stark und leistungsfähig.

Das Absurde war, dass schon eine Zunahme von 100 g schwere Schuldgefühle in mir hervorrief, dagegen zählte eine Abnahme erst ab 200 g. Dann hatte ich echte Glücksgefühle, verglich mich stolz mit Gleichaltrigen, sah verächtlich, wie bei ihnen das Fett schwabbelte, die Bäuche über den Gürteln hingen, sah Mädchen, die mit dicken Oberschenkeln Minikleider und enge Jeans trugen. Ich fühlte mich ihnen überlegen, weil ich zwei Sweatshirts in die Hose stecken konnte, obwohl ich nur noch Kinderhosen trug. Meine dürren Beine, meine hervortretenden Rippen gaben mir Selbstbestätigung; ich war glücklich, wenn ich keinen Bauch hatte, auch nicht beim Sitzen – obwohl dies nur selten vorkam, da ich fand, dass er sich leider immer etwas vorwölbte.

Besonders große Glücksgefühle spürte ich, wenn ich andere Leute essen sah, vor allem dann, wenn sie Süßigkeiten und fette Speisen in sich hineinstopften. Aber gleichzeitig beneidete ich Mädchen mit einer guten Figur, die dennoch normal essen konnten. Mir selbst war es unmöglich, etwas zu essen, wenn ich nicht genau die Kalorien wusste. Kalorienreiche Mahlzeiten waren tabu; ich redete mir ein, dass mir derartige Speisen sowieso nicht schmeckten. Kalorien

wurden immer gezählt: Überschritt ich die mir gesetzte Kalorienmenge am Tag auch nur um 15 Kalorien, fühlte ich mich schlagartig
überfressen und glaubte sofort kiloweise zuzunehmen. Besonders
wohl aber fühlte ich mich, wenn es mir gelungen war, mindestens
50 Kalorien unter der mir gesetzten Grenze zu bleiben. Entscheidend blieb immer die Frage: Was bringt mir die Waage am Morgen?
Das Glücksgefühl, ein Pfund abgenommen zu haben oder aber die
bittere Enttäuschung und schweren Selbstvorwürfe bei Zunahme
von auch nur 100 g.

Auch als ich mich schon hässlich fand – vor allem meine Beine
und Arme –, hungerte ich weiter, auch dann noch, als mir mein
Dürrsein erhebliche Beschwerden machte. Überall standen die Knochen hervor, und stieß ich irgendwo an, tat es höllisch weh. Ich bekam blaue Flecke, Sitzen auf harten Stühlen war eine Tortur, Gymnastik unmöglich, da ich die Schmerzen beim Abrollen über Rücken
und Steiß nicht mehr ertragen konnte. Dann war ich bei jeder kleinen Anstrengung erschöpft; häufig fühlte ich mich kurz vor dem
Zusammenbruch und mir wurde schwarz vor den Augen. Aber trotz
allem und dennoch: Ich nahm alles in Kauf. Abnehmen war wichtig,
Abnehmen war das Wichtigste, es war mein Leben. Mein Verstand,
der mir zuweilen etwas anderes sagte, zählte nicht mehr. Ich lebte
nach anderen Maßstäben, anderen Werten, lebte in meiner Hungerwelt und hatte bald keine Freunde mehr.

Versuchte jemand, in diese heilige Welt einzudringen, wollte er
mir sogar raten zuzunehmen, wehrte ich mich mit Händen und Füßen, wurde aggressiv und zog mich noch mehr zurück. Alle Menschen wurden mir schließlich völlig gleichgültig, ich sah nur mich
und mein Gewicht. Ich redete mir ein, niemanden und nichts zu
brauchen, nur das eine: Abnehmen. Das allein machte mein Selbstwertgefühl aus, gab mir Bestätigung, Stärke, Geborgenheit, Hilfe
bei der Bewältigung meiner Probleme.«

Gabriele:

»Ich wollte schon immer etwas anderes sein, wollte Außergewöhnliches leisten, mehr wissen, mehr können als andere, ich wünschte
mir, perfekt zu sein. Aber im Vergleich mit anderen fühlte ich mich
minderwertig. Erst meine Magersucht gab mir die Möglichkeit, etwas Besonderes zu werden. Auf einmal fühlte ich mich denen, die
nicht so dünn, so zerbrechlich waren und vor allem nicht so hungern konnten wie ich, überlegen. Ich spürte auf einmal meine Per-

sönlichkeit. Natürlich war das im Nachhinein alles eine Selbsttäuschung und ein leerer Wahn.

Es fing an, als ich 2 bis 3 kg abgenommen hatte und wirklich vorteilhaft aussah. Ich war stolz und glücklich, und dieses neue Gefühl wollte ich dann nicht mehr hergeben und hielt daran fest. Die Waage musste nun immer weniger als am Vortag oder wenigstens vor einer Woche zeigen. Ich fühlte mich dann, wenn es mir gelungen war, mich genau an die festgesetzte Kalorienzahl zu halten, frei, glücklich und energiegeladen. Manchmal hatte ich sogar ein Gefühl, die Welt erobern zu können. Glücklich war ich darüber, immer kleinere Kleidergrößen zu brauchen.

Kam dann aber der nagende Hunger, tröstete ich mich mit dem Gedanken, bei nur 1 kg weniger würde ich mir Essen wieder schmecken lassen dürfen. War es so weit, verbot ich es mir doch wieder, und es ging immer so weiter. Ich redete mir ein, keinen Hunger mehr zu haben, kalorienreiche Nahrungsmittel gar nicht zu vertragen – was aber in Wirklichkeit alles gar nicht stimmte. Ich kämpfte Tag für Tag gegen mein quälendes Hungergefühl, gegen mich selbst an, setzte mich voll dafür ein und holte praktisch das Letzte aus mir heraus. Ich brauchte die Befriedigung abzunehmen und das Wissen, damit das Höchste gegeben und geleistet zu haben. Ich träumte von einer heilen, harmonischen Welt ohne Probleme, aber meine Realität sah anders aus. Ich kapselte mich ab und war einerseits froh, mich mit niemandem auseinander setzen zu müssen, andererseits aber sehnte ich mich auch danach, mich jemandem mitteilen, mich ihm anvertrauen zu können und Verständnis und Liebe zu finden. Doch meine Ansprüche waren viel zu hoch und darum wieder irreal. Ich hätte mir ja eine Freundschaft erst erwerben müssen und dazu fehlten mir Mut und Kraft.

Ich konnte nur noch um mich kreisen, mich auf mich selbst konzentrieren. Manchmal fühlte ich mich geborgen in mir und ringsherum wohl, vor allem dann, wenn es mir gelang, weiter abzunehmen. Aber dann hatte ich auch Stunden, in denen ich mich zerrissen fühlte, zerrissen in dem Zwiespalt, zunehmen zu müssen oder zu sollen, aber nicht zu können und auch nicht zu wollen. Meine Persönlichkeit bestimmte die Waage, das jedoch nur in meinen Augen; für Gleichaltrige war ich unscheinbar und uninteressant. Ich aber empfand für sie gelegentlich Verachtung, wenn ich sah, wie sie sich das Essen schmecken ließen oder, kaum mit Essen fertig, schon wieder Hunger hatten. Meine Überheblichkeit, meine Triebe zügeln zu können und unter Kontrolle zu haben, war mein Selbstbetrug, denn ich beneidete die, die essen konnten, ohne sich die geringsten Gedanken über Kalorien und Waage zu machen.

Hungern war mir Halt, Lebenssinn und Lebenszweck für eine lange Zeit. Ohne Aussicht auf weitere Abnahme wäre ich vollkommen hilflos gewesen. Hungern, Abnehmen, schulische Leistung – das war ich, sonst hatte ich nichts. Ich hungerte fanatisch, meine Figur war mir inzwischen unwichtig geworden, sie hatte zum Schluss nichts mehr mit dem Abnehmen zu tun; entscheidend war die Leistung, abnehmen zu können. Oft, wenn ich mich in Geschäften auszog und im Spiegel sah – sonst betrachtete ich mich schon lange nur noch in Kleidern –, fand ich mich hässlich und wünschte mir eine Figur, wie sie andere junge Mädchen hatten, aber diese Figur wollte ich bekommen, ohne zunehmen zu müssen. Manchmal stieg ich sogar mehrere Male am Tag auf die Waage, um mir das Gefühl der Befriedigung zu verschaffen, meine einzige Befriedigung, die mir Ersatz sein musste für Essen, Hobbys und Freundschaften. Ich war glücklich, wenn mein Bauch flach war oder sogar eine Kuhle bildete, er durfte nur ja nicht zwischen den Hüften hervorstehen. Mein Rücken musste ganz gerade sein. Rundungen und Wölbungen meines Körpers kamen mir unästhetisch vor, ich wollte alles Körperliche reduzieren, sodass nur Wille und Geist übrig blieben. Immer dann, wenn mein Magen und Darm leer·waren, hatte ich das Gefühl von Reinheit und Klarheit und kam mir gut und erhaben vor. Wehe aber, wenn mein Magen und Darm sich vorwölbten, dann empfand ich das als Schande und Misserfolg und fühlte mich elend und minderwertig, ekelte mich sogar vor mir selbst und hatte Schuldgefühle. Mein Selbstbewusstsein verschwand, ich war nur noch ein Häufchen Elend und zermarterte mich mit Selbstvorwürfen.

Manchmal gelang es mir nicht, meine körperliche Schwäche zu ignorieren. Dann bekam ich Angst um meine Gesundheit und auch um mein Leben, doch ich konnte trotzdem nicht aufhören, mein Ich wäre sonst in Gefahr geraten. Wahrscheinlich ist es leichter, sein Leben zu verlieren als sein Ich und seine Persönlichkeit und sich dadurch selbst fremd zu werden. In letzterem Fall ist der Tod doch eine Erlösung. Außerdem konnte ich mir den Tod nicht vorstellen, meine Persönlichkeit aber konnte ich fühlen, immer dann, wenn ich weiter abnahm. Manchmal, bei körperlicher Schwäche, oder dann, wenn ich die Magersucht wie eine grauenhafte Fessel empfand, die ich liebend gern abgestreift hätte, wünschte ich mir, tot zu sein, da mir dies die einzige Möglichkeit erschien, davon befreit zu werden. Allerdings wollte ich nicht durch die Magersucht sterben, sondern nur weg sein, mich auflösen. Gefesselt an die Krankheit, träumte ich von einem Leben ohne sie. Oft wünschte ich mir, ich wäre nie geboren.«

Sybille:
»Alles beherrschend war mein Wunsch, in die Gefilde der Intellektualität, der Nur-Geistigkeit, fern von allem Körperlichen, aufzusteigen. Ich versuchte, meine Intellektualität durch ausgefallene Kleidung und meine Figur zum Ausdruck zu bringen. Ich lebte seit meinem 13. Lebensjahr nach genauen Diätvorschriften und hatte eine gute Figur.

In der Kollegstufe wurde ich wegen meiner guten Leistungen, vor allem auf künstlerischem Gebiet, anerkannt und bewundert, und meine Ansprüche an mich stiegen dadurch ins Uferlose. Dann, nach dem Abitur, stand ich da und wusste nicht, welche Ausbildung ich wählen sollte, denn mein Anspruch hieß, das beste Studium zu wählen, um dadurch etwas Einmaliges, Außergewöhnliches aus mir zu machen. Ich saß zu Hause und grübelte und wusste nicht, was ich tun sollte. Nun hatte ich nicht mehr die Möglichkeit, mich durch gute Leistungen hervorzutun und meine Pflicht zu erfüllen wie all die Jahre zuvor, in denen ich täglich in die Schule gegangen war. Ich konnte keine Leistungen erbringen, die für mich lebensnotwendig waren, seit vielen Jahren mein einziger Halt. Niemand kümmerte sich um mich und meine Gedanken kreisten nur um mich.

Schließlich konzentrierte sich mein Denken nur noch auf meine Figur, und dabei auf einen Körperteil: meinen Bauch. Er sollte verschwinden. Wie eine Skulptur versuchte ich ihn zu formen auf Kosten meines restlichen Körpers, den ich ganz aus meinem Gesichtsfeld verlor und gar nicht mehr wahrnahm. Mein Maßstab war der Bauch. Immer weiter verstärkte sich mein Knick in der Optik, ich hatte das Gefühl, zwar dünner zu werden, aber mein Bauch blieb konstant. Hungern war meine einzige Leistung, die ich erbrachte, und sie war entsprechend wichtig. Schließlich war es nicht mehr der Bauch, der mich interessierte, sondern nur noch die Waage. Sie war mein Leistungsnachweis. Mein Aussehen war mir unwichtig geworden, Hauptsache war, dass ich abnahm.

Je mehr ich über verschiedene Studienmöglichkeiten nachdachte, umso unmöglicher wurde mir die Entscheidung, und immer stärker mein Gefühl der Leere, Einsamkeit und Sinnlosigkeit. Ich hatte keinen Kontakt zur Außenwelt und lebte schließlich nur noch in der vor mir aufgebauten Hungerwelt mit eigenen Gesetzen. Ich interessierte mich für keinen Menschen und kein Mensch interessierte sich für mich. Es spielte sich alles nur noch in der Isolation meines eigenen Gehirns ab, die Logik hatte längst aufgehört.

Meine Gedanken kreisten weiter um das Abnehmen. Warum artete mein Abnehmen eigentlich so aus? Ich hatte doch immer eine gute Figur. Höchstwahrscheinlich habe ich schon früh aufgehört, so zu leben wie andere, das heißt, besser gesagt: Ich habe nie so gelebt. Ich war immer extrem und perfektionistischer in meinem Leistungsstreben und in meinen Ansprüchen als andere. Schon in der Schulzeit hatte ich mich isoliert und in mein Zimmer zurückgezogen, mich in Bücher vergraben und mir eine eigene Phantasiewelt aufgebaut. Ich empfand ein tiefes Misstrauen anderen Menschen gegenüber; ich war zu oft verlassen worden und hatte mir darum verboten, mich von Gefühlen leiten zu lassen. Ich war also magersüchtig geworden. Mein Selbstwertgefühl hing zunächst von meinem äußerlichen Erscheinungsbild ab, mein Ich bestand aus Eitelkeit und Geist, mein Körper wurde als Mittel eingesetzt. Mein Gehirn sagte mir noch gelegentlich, wie dumm das alles sei; leider aber war ich der Überzeugung, nur für Äußerlichkeiten, Leistung, einen ästhetischen Körper und hohe Intelligenz geliebt zu werden, nicht aber um meiner selbst willen.«

Ursachen der Magersucht

Obwohl die Anorexia nervosa seit dem 17. Jahrhundert bekannt ist, versuchen Wissenschaftler bis heute die Frage zu klären, was dieser Erkrankung letztlich zugrunde liegt. Es gibt eine Reihe von wissenschaftlichen Hypothesen, die hier nicht im Einzelnen diskutiert werden können.

Bisher war man sich einig, dass die somatischen Symptome Folge der chronischen Mangel- und Unterernährung sind. Heute wird die Frage erörtert, ob die Unterernährung zu einem bestimmten Zeitpunkt einen Circulus vitiosus in Gang setzt, der die für die zentrale Stoffwechselregulation verantwortlichen Nervenzellen so stört, dass das Krankheitsgeschehen aufrechterhalten wird und weiter fortschreitet.

Nach meinen klinischen Erfahrungen, die weitgehend mit denen von Hilde Bruch und Mara Selvini Palazzoli übereinstimmen, ist neben einer genetischen Disposition, und neben allgemeinen soziokulturellen Bedingungen ein Bündel von Faktoren für das Entstehen der Magersucht ausschlaggebend. Sie sind in der Persönlichkeit der Patientin, in der Familie und in der Entwicklungsphase der Pubertät zu suchen. Es können einschneidende Ereignisse hinzukommen, die als Auslöser wirken und in Einzelfällen sogar in den Bereich der Ursachen gehören.

Familiendynamische Problembereiche

Die Familie

Wie schon angedeutet, ist die Familie ein fruchtbarer Boden für die Magersucht. Nach wie vor ist die Familie von ausschlaggebender Bedeutung für die leiblich-seelische Entwicklung des Kindes, für die Entfaltung seiner kognitiven, affektiven und sozialen Fähigkeiten, letztlich für die Herausbildung einer autonomen Persönlichkeit. Dass damit den Eltern eine schwierige Aufgabe zufällt, die sie oft überfordert, wird wenig gesehen. Jeder, der heiratet, Kinder bekommt und sie aufzieht, glaubt sich ihr von Natur aus gewachsen und geht in dieser Annahme mit der Gesellschaft konform. Auf fast alles in seinem späteren Leben wird der heranwachsende Mensch vorbereitet, für seinen Beruf z. T. mehrere Jahre ausgebildet; die schwere Verantwortung, die mit der Eheschließung und der Gründung einer Familie verbunden ist, übernimmt er jedoch meistens ohne jede Vorbereitung und spezielles Wissen. So erstaunt es auch unter dieser Perspektive nicht sehr, dass zahlreiche Ehen und Familien zerbrechen. Betrachtet man die Familien von Magersüchtigen, so erscheint es allerdings zunächst in den meisten Fällen wenig einleuchtend, dass sie ein Nährboden für die Erkrankung der Tochter sein könnten.

Der überwiegende Teil der magersüchtigen Mädchen stammt aus der oberen Mittelschicht. Ihre Familien haben die gesellschaftlichen Normen verinnerlicht und legen auf Pflichterfüllung, überdurchschnittliche Schulleistungen, eine gute Berufsausbildung und schließlich die Karriere großen Wert. In diesen Familien wird den Kindern jede erdenkliche Förderung zuteil, kostspielige und als exklusiv geltende Hobbys wie etwa Reiten, Ballettunterricht und Golf eingeschlossen. Der äußere Rahmen, der Lebensstil, entspricht weitgehend den Konventionen ihrer sozialen Schicht. Die Eltern haben, zumindest nach außen, die traditionellen Rollen übernommen. Der Vater ist der Ernährer der Familie, er schafft die materiellen Voraussetzungen für den erstrebten Lebensstandard; er erwartet von seiner Ehefrau perfekte Haushaltsführung, Erziehung der Kinder, Kontaktpflege mit der Verwandtschaft, und vor allem, dass sie ihm das private Refugium erhält, in dem er sich nach außen abschirmen und seine Kräfte regenerieren kann, ohne mit den Alltagsproblemen der Familie allzu sehr belastet zu werden. Die Mütter erfüllen die ihnen zugedachten Aufgaben meistens vorbildlich und sorgen für eine harmonische Atmosphäre, in der Auseinandersetzungen oder gar heftige Streitereien keinen Platz haben. Besondere Mühe geben sie sich mit der Kindererziehung, wobei sie von folgenden allgemein anerkannten Zielvorstellungen geleitet werden: Wohlverhalten, gute Manieren, gepflegtes Äußeres, gute schulische Leistungen. Den größten Erfolg haben diese Mütter augenscheinlich bei den späteren Patientinnen, die sich durch große Angepasstheit, Bescheidenheit, Hilfsbereitschaft, höfliches, freundliches Verhalten und gute Schulleistungen auszeichnen. Den hier beschriebenen familiären Hintergrund könnte man als exemplarisch für viele Magersüchtige bezeichnen. Sie stammen, äußerlich gesehen, aus beneidenswert gelungenen Familien, so genannten »Bilderbuchfamilien«, deren einziger Makel die Magersucht der Tochter ist. Die Magersucht wird aber zunächst nur im Sinne eines äußeren Schönheitsfehlers, einer Marotte der Pubertät aufgefasst, für die die Eltern bis zu einer gewissen Grenze sogar Verständnis haben. Die Patientinnen selbst äußern in den ersten Gesprächen die Überzeugung, dass sie sich keine bessere Familie als die ihre vorstellen können, dass die Eltern eine ideale Ehe führen, die Mutter ihre beste Freundin sei etc.

Um herausfinden zu können, was in diesen Familien die Entstehung der Magersucht begünstigt und welche Strukturen und Verhaltensweisen »krankmachend« wirken, muss man sich bewusst machen, wie denn eine »gesunde« Familie beschaffen ist. Der Auffassung von Gastager und Gastager kann ich mich nur anschließen. Eine Familie muss »… als Kleingruppe imstande sein, sowohl den Spielraum jedes einzelnen ihrer Mitglieder (die personale Eigenheitssphäre) als auch ihren eigenen Spielraum (die familiäre Intimsphäre) zur Erweiterung und Entfaltung zu bringen …« (Heimo und Susanne Gastager, Die Fassadenfamilie, S. 128). Gerade das gelingt in Familien mit Magersüchtigen nicht. Weder die »personale Eigenheitssphäre«, also auch die des einzelnen Kindes, noch der

Spielraum der Familie, »die familiäre Intimsphäre«, werden hier verwirklicht und erweitert.

Die meisten Familien von Magersüchtigen kapseln sich zwar gegen die Außenwelt ab und pflegen, außer konventionellen gesellschaftlichen Kontakten, kaum außerfamiliäre freundschaftliche Beziehungen, das bedeutet aber keineswegs einen Zuwachs an vertrauensvoller Verbundenheit und daraus resultierende Intimität im Binnenraum der Familie. Die familiären Umgangsformen sind eher ritualisiert als spontan. Positive und negative Emotionen kommen nicht direkt, sondern atmosphärisch zum Ausdruck; man scheut jede direkte Aussprache oder gar Auseinandersetzung. Trotz der äußeren Nähe fehlt es an echter Herzlichkeit und Vertrautheit zwischen den einzelnen Familienmitgliedern. Zu dem Rollenverständnis der Eltern gehört, vor den Kindern möglichst unfehlbar und sicher zu erscheinen und keine eigenen Schwächen zuzugeben. Verbreitet ist das Reden in Gemeinplätzen: »Man tut …«, »Es gehört sich …«, »Alle Eltern …«, »Alle Kinder …«, »Wir früher …«. Innerhalb der Familie ist die Rollenverteilung zwar im konventionellen Sinne äußerlich fixiert, die eigentlichen Beziehungen unter den Familienmitgliedern aber sind ambivalent. Es besteht eine enge, fast symbiotische Beziehung zwischen den Müttern und ihren magersüchtigen Töchtern. Die Töchter sind von ihren Müttern existenziell abhängig, sehnen sich aber in übersteigerter Weise nach der Zuwendung und Liebe ihrer Väter und kommen damit nicht selten deren Wünschen entgegen. Das Bündnis zwischen Mutter und Tochter kann sich zuweilen unterschwellig gegen den Vater, das zwischen Vater und Tochter gegen die Mutter richten. Diese unterschwelligen Tendenzen sind jedoch raschen Wechseln unterworfen. Die Eltern können sich plötzlich kurzfristig gegen die magersüchtige Tochter verbünden, sodass diese weder auf den einen noch den anderen Elternteil richtig vertrauen kann. Verstärkt wird das daraus entstehende Misstrauen der Magersüchtigen durch häufige doppelbödige Aussagen der Eltern, vor allem der Mutter. Eine Mutter sagt z. B., sie verstehe und unterstütze den Wunsch der Tochter, aus dem Elternhaus auszuziehen, und sagt in einem anderen Zusammenhang voraus, dass sie selbst an der Trennung zerbrechen werde. Anstatt den Spielraum der Kinder, ihre Eigenheitssphäre, entfalten und erweitern zu helfen, engen die Eltern deren persönlichen Bereich ein, wenn sie ihn überhaupt zulassen. Die Mutter, die die Erziehungsaufgabe in diesen Familien übernimmt, spielt dabei die Hauptrolle. Vor ihr kann nichts geheim bleiben, sie ahnt alles, spürt alles auf, kennt die Bedürfnisse der Kinder; sie weiß, was ihnen gut tut und was nicht, sie will immer nur das Beste für die Familie und verlangt als Gegenleistung für ihren totalen Einsatz totale Unterwerfung – freilich nicht bewusst und auch nicht in direkter Weise. Sie ist mächtig in der Familie insgesamt, aber die später magersüchtigen Mädchen kommen aufgrund ihrer Struktur diesen mütterlichen Bestrebungen besonders entgegen, sie machen eine symbiotische Beziehung möglich, in der sie zum Geschöpf, zum Produkt der Mutter werden und in der es keinen Raum für individuelle Entfaltung gibt. Magersüchtige berichten häufig, dass ihre Mütter bestimmt haben, wann sie müde waren, wann sie Hunger hatten, wann sie froren, sodass sie irgendwann nicht mehr an die eigenen Gefühle glaubten. Die permanente Gängelung und Allwissenheit der Mütter auch im persönlichen Gefühlsbereich ersticken jegliches Vertrauen in die Authentizität der eigenen Emotionen, sodass sie schließlich an der Richtigkeit elementarster Gefühlsregungen bei sich zweifeln.

Ohne sich dessen bewusst zu werden, setzen diese Mütter dem natürlichen Ablösungsprozess ihrer Töchter alle möglichen Hindernisse entgegen, weil sie damit ihren Lebensinhalt bedroht sehen. In ihrer Ehe sind sie meist enttäuscht, und ihre Kommunikation mit dem Ehepartner bezieht sich hauptsächlich auf Sorgen und Ängste hinsichtlich der Familie, weniger auf Partnerschaft und Erotik. Sie sind oft verstimmt und unzufrieden, sie wirken unfroh, lustlos und missmutig. Ihre Unzufriedenheit entwickelt sich häufig aus ihrem Gefühl des Unerfülltseins. Einige dieser Mütter haben ihre Berufsausbildung abgebrochen, um zu heiraten. Andere haben zwar eine abgeschlossene Berufsausbildung, den Beruf aber nie ausgeübt. Viele haben ihren Beruf um der Familie willen aufgegeben. Diejenigen Mütter, die noch berufstätig sind, meinen, sich wegen der Familie doch nicht so für ihre Arbeit einsetzen zu können und das zu leisten, was ihren eigentlichen Möglichkeiten entspricht. Auch sie haben das Gefühl, etwas zu versäumen, vor allem, wenn sie ihre berufliche Situation mit der Karriere ihrer Ehemänner vergleichen. Man könnte also sagen, dass die meisten Mütter Magersüchtiger sich im Grunde mit der Rolle, die sie übernommen haben und perfekt ausfüllen, innerlich nicht identifizieren können; sie sind offensichtlich nicht erfüllt, nicht glücklich, ohne dass sie sich das eingestehen mögen. Sie suchen den empfundenen Mangel in der Familie auszugleichen und ihren Ehrgeiz in ihren Kindern zu befriedigen. Es ist ihnen nicht bewusst, dass sie sich in ihren Töchtern spiegeln und diese brauchen wie ein zweites Ich, um so ihre unerfüllten Wünsche durch sie zu realisieren und sich in ihnen zu bestätigen und zu verwirklichen. Die Magersüchtigen, die alle Stimmungsschwankungen der Mutter mit außerordentlicher Sensibilität registrieren, spüren auch, dass die Mutter enttäuscht ist von ihrem Leben als Frau. Einige Mütter machen selbst keinen Hehl daraus, dass sie das Dasein der Frau, auch ihr biologisches Schicksal, hauptsächlich als Benachteiligung empfinden, das bestimmt ist von Verzicht und Opfer. Sie vermitteln ihren Töchtern indirekt, in Ausnahmen auch expressiv verbis, dass Sexualität ihnen nichts bedeutet, vor allem kein lustvolles Erlebnis, dass sie jedoch zu den Pflichten einer verheirateten Frau gehört. Auf Fragen in Bezug auf Sexualität reagieren sie häufig peinlich berührt, wehren diese zunächst ab und beantworten sie schließlich als zwar notwendige, aber lästige Pflichterfüllung. Einige entziehen sich dieser Aufgabe völlig, legen allenfalls Aufklärungsbücher in Sichtweite. Nicht selten werden die Magersüchtigen von ihren Müttern über »die bösen Männer« aufgeklärt, deren wichtigstes Anliegen es sei, die Frau sexuell zu gebrauchen. In ihrer häuslichen Atmosphäre erleben sie Erotik oder Sexualität zumeist als Tabu. Dass es in vielen Familien, einem heutigen Klischee entsprechend, üblich ist, dass man sich unbekleidet voreinander zeigt, ist nicht dazu angetan, die Angst vor Sexualität, die in der Pubertät viele Jugendliche haben, zu mildern. Die Magersüchtigen leben häufig in schweren Schuldgefühlen wegen »Doktorspielen« und Masturbation. Freundschaften mit Gleichaltrigen des anderen Geschlechts werden entweder nicht eingegangen oder früh abgebrochen, weil sie von den Eltern beargwöhnt oder verhindert werden.

Vor diesem Hintergrund erscheint es verständlich, dass die Magersüchtigen die Rolle als Frau häufig ablehnen, weil sie ihnen nicht attraktiv erscheint. Einige Magersüchtige können sich mit ihrer Weiblichkeit nicht »abfinden«, weil sie glauben oder wissen, dass ihre Eltern sich im Grunde einen Sohn gewünscht haben, den sie ersetzen müssen, oder aus dem deutlichen Gefühl heraus, dass ihre Brüder mehr geliebt werden als sie.

Manchmal kommt es vor, dass die Mutter einer magersüchtigen Tochter von den außerehelichen Beziehungen ihres Mannes weiß. Sie rebelliert nicht immer offen dagegen; sie tut oft so, als toleriere sie diese Konstellation, was aber nicht der Fall ist. Dies kann sich besonders in ihren Enthüllungen der magersüchtigen Tochter gegenüber offenbaren. So verständlich und einfühlbar es sein mag, dass eine Frau sich in ihrer Gekränktheit und Einsamkeit an ihre nächste und vertrauteste Geschlechtsgenossin wendet, so wenig darf übersehen werden, welche verheerenden Folgen solche Offenbarungen auf ein Mädchen haben, das so selbstunsicher und labil ist wie die Magersüchtige. In dem Mädchen werden massive Angstgefühle ausgelöst, einmal, weil es fürchtet, die Ehe der Eltern könnte zerbrechen, zum anderen ist es die Angst vor dem Leben der Erwachsenen, vor der Sexualität, letzten Endes vor dem Mann. Die unter dem Einfluss der Mutter vorgeprägte negative Einstellung dem Frausein gegenüber wird erheblich verstärkt. In dieser speziellen Situation kann die Magersucht als Rache für die Mutter und als Druckmittel gegenüber dem Vater benutzt werden, mit dem Ziel, dass dieser aus Sorge um die Tochter die Familie nicht verlässt.

Die Rolle der Väter ist ambivalent. Wie schon erwähnt, überlassen sie der Frau die Erziehung, was aber nicht bedeutet, dass sie kein Interesse an ihrer heranwachsenden Tochter hätten. Oft könnte man sogar von einem sublimierten erotischen Interesse sprechen. Bei aller Passivität in Bezug auf Erziehungsfragen machen sie auch ihre eigenen Beobachtungen und sind häufig nicht ganz einverstanden mit dem Erziehungsstil ihrer Frau, wie in manchen therapeutischen Gesprächen deutlich wird. Sie äußern ihre Meinung jedoch nicht, aus Angst, den Familienfrieden zu stören. Außerdem haben sie manchmal latente Schuldgefühle ihrer Frau gegenüber, weil sie deren grundsätzliche Unzufriedenheit ahnen und, in nicht seltenen Fällen, wegen außerehelicher Beziehungen.

Die Eltern versuchen, ihre Anschauungen von einer perfekten Familie nach außen zu repräsentieren, aber das Repräsentierte auch vor sich selbst als authentisch aufrechtzuerhalten. Von daher wird es verständlich, dass sie große Schwierigkeiten haben, die Magersucht ihrer Tochter als psychosomatische Krankheit zu begreifen. Sie können nicht verstehen, dass die Sucht, schlank zu sein, die die Tochter mit vielen jungen Mädchen und auch erwachsenen Frauen teilt, nicht mit äußeren medizinischen Maßnahmen, die zu einer Gewichtszunahme und einem normalen Essverhalten führen, rasch aus der Welt geschafft werden kann. Noch unvorstellbarer ist für sie die Aussage, dass es sich bei dem »Schlankheitstick« um eine schwere psychische Krankheit handelt und dass ausgerechnet ihr Kind, das immer durch mustergültiges Betragen und hervorragende Leistungen geglänzt hat, seelisch gestört ist. Den größten Schock löst bei ihnen der Hinweis aus, die Ursachen seien möglicherweise in ihrer eigenen Familie zu sehen. Auch wenn dies im Verlauf der Behandlung offenkundig wird, bleibt bei den Eltern häufig ein Rest von Verständnislosigkeit, besonders bei den Vätern. Letztere möchten das Problem möglichst schnell loswerden und wälzen es ebenso wie die Erziehungsaufgabe auf die Mütter ab. Diese fühlen sich zwar betroffen, aber ungerecht beschuldigt. Nach eigenen Aussagen waren sie immer nur für die Familie da, haben alles für die Kinder getan und sogar der Familie zuliebe auf ihre eigene berufliche Karriere verzichtet. Sie können es nicht fassen, dass sie gerade von den Patientinnen, in deren Erziehung und Förderung sie viel investiert haben, so enttäuscht werden.

In Bezug auf die Geschwisterkonstellation magersüchtiger Mädchen lassen sich zwischen den einzelnen Familien keine auffallenden Gemeinsamkeiten feststellen, sieht man einmal davon ab, dass die Mädchen geringfügig in der Überzahl sind.

Individuelle Problembereiche

Die Persönlichkeit der Magersüchtigen

Die Faktoren aus dem Persönlichkeitsbereich sind schwer zu interpretieren, weil hier nicht von vornherein bestimmt werden kann, welche individuellen Eigenschaften mit zu den Ursachen der Magersucht zählen und welche bereits Folgen der Erkrankung sind. Bei einigen Magersüchtigen bestanden schon in der frühen Kindheit psychische Auffälligkeiten, wie u.a. gehäuftes nächtliches Schreien, starke Ängstlichkeit und Zwangshandlungen. Als hervorstechende Charakteristika fallen bei den magersüchtigen Patientinnen auf: niedriges Selbstwertgefühl, hohes Anspruchsniveau, Egozentrik, Ehrgeiz, Pflichtbewusstsein, Perfektionismus, Genügsamkeit bzw. Geiz in Beziehung zu sich selbst, Mangel an Spontaneität, eingeschränkte Emotionalität. Magersüchtige empfinden sich nicht als selbstständiges Individuum und misstrauen dem eigenen Erleben. Ihre Emotionen erleben sie zum größten Teil negativ, nämlich als Angst- und Schuldgefühle, Gefühle des Ausgeliefertseins, der Ohnmacht und Hilflosigkeit, als Eifersucht und enttäuschte Liebe. Diese Merkmale beeinflussen natürlich auch die mitmenschlichen Beziehungen. Die Selbstunsicherheit bringt die Magersüchtigen in starke Abhängigkeit zu ihren Familien, die sie in ihrer Phantasie idealisieren. Sie erwarten von dort in übersteigertem Maß Liebe, Verstehen, Halt, Geborgenheit und Sicherheit, im Grunde ihr gesamtes Heil. Besonders abhängig sind sie von ihren dominierenden Müttern, die für die Magersüchtigen existenziell wichtig sind. Sie verinnerlichen deren Wertvorstellungen, Ansichten, Sympathien und Abneigungen und meinen alles tun zu müssen, um sich die Liebe der Mutter zu verdienen und zu erhalten. Sie fühlen sich für deren Zufriedenheit verantwortlich, haben Schuldgefühle, wenn die Mutter verstimmt ist, und sind bestrebt, nur ja selbst keinen Anlass dazu zu geben. Sie äußern keine Wünsche und Bedürfnisse, ganz zu schweigen von Widerspruch oder gar Kritik. Die Abhängigkeit von den Müttern und die daraus sich ergebenden Verhaltensweisen sind eine Lebensnotwendigkeit für die Magersüchtigen und nicht so sehr ein emotionales Bedürfnis. Dieses richtet sich, wie schon an anderer Stelle erwähnt wurde, vielmehr auf den Vater. Die Magersüchtigen haben mit ihren Geschwistern häufig keine Gemeinschaft im Sinne von Solidarität, Kameradschaft, Freundschaft oder auch Gegnerschaft gegen die Eltern. Ihre emotionalen Beziehungen zu ihnen sind eher negativ. Gefühle wie Eifersucht, Neid und Rivalität herrschen vor und werden auf einer nicht altersentsprechenden, sondern einer noch kindlichen Ebene ausgelebt. Vertraute Beziehungen zu Gleichaltrigen sind aus verschiedenen Gründen erschwert. Die Magersüchtigen haben Angst vor anderen Menschen, weil sie Angst haben, sich nicht perfekt zu verhalten und sich in ihrer Unvollkommenheit bloßzustellen; gleichzeitig empfinden sie einen übermäßigen Anspruch an die anderen sowohl in Bezug auf Ausschließlichkeit als auch Außergewöhnlichkeit. Sie neigen dazu, Gleichaltrige als primitiv abzutun, was häufig eine Kompensation ihrer Angst vor Kommunikation und der damit verbundenen Unsicherheit ist. Magersüchtige haben selten Freunde, ohne dass sie sich selbst immer des Mangels bewusst wären, weil die Mutter, die »beste Freundin«, das Bedürfnis nach Kommunikation und Austausch absättigt. Sie entbehren aber dadurch Bereicherungen, Kompensationen und Korrekturen durch Gleichaltrige, die für diese Entwicklungsphase besonders wesentlich sind. Wohl werden sie häufig zu Klassensprecherinnen gewählt, aber das hängt meistens mit ihren überdurchschnittlichen Leistungen, ihrer Angepasstheit an die Normen und dem daraus resultierenden guten Verhältnis zu den Lehrern zusammen.

Man kann allgemein sagen, Magersüchtige haben Angst vor allen Unsicherheiten des Lebens. Sie klammern sich an ihre Familien, vermeiden Freundschaften, verhalten sich in der Schule oder am Arbeitsplatz angepasst, um jeglicher Kritik zu entgehen, und versuchen sich greifbare Sicherheiten zu schaffen, sei es durch Leistung oder im materiellen Bereich, indem sie z. B. ohne konkretes Ziel Geld sparen, aus der Vorstellung heraus, bei unvorhergesehenen finanziellen Belastungen in der Zukunft einmal abgesichert zu sein, oder auch, um sich später einmal Wünsche zu erfüllen. Sie leben häufig mehr in der Zukunft oder in einer Traumwelt als in der

Realität. Sie streben nach Anerkennung, ja Bewunderung, sie wollen im Mittelpunkt stehen. Ihr Ehrgeiz, ihr Alles-oder-nichts-Denken gehen weit über die extremen und realitätsfernen Phantasien und Vorstellungen vieler Jugendlicher in der Pubertät hinaus. Mit der übersteigerten (eigentlich selbstzerstörerischen) Askese der Magersucht möchten sie alle ihre Ideale im persönlichen und sozialen Bereich radikal verwirklichen. Gleichzeitig versuchen sie damit, ihre Angst- und Schuldgefühle zu überwinden, sich Selbstachtung und Selbstliebe sowie das Glück des Angenommen- und Geliebtwerdens zu verschaffen.

Die Pubertät

Es überrascht eigentlich nicht, dass die Magersucht hauptsächlich in der Pubertät ausbricht, einem Lebensabschnitt also, der allgemein als »kritische Phase« im Sinne von psychischer Labilität und Gefährdung angesehen wird. Diese Phase ist gleichzeitig durch einschneidende körperliche Veränderungen wie durch Veränderungen im persönlichen Erleben und im Sozialverhalten der Jugendlichen gekennzeichnet. Dramatische Ereignisse und Abweichungen von der Norm sind in dieser Zeit häufig, z. B.: vermehrte Unfälle im Straßenverkehr, Selbstmorde, Alkoholismus und Drogenmissbrauch, Schuleschwänzen, Verwahrlosung. Auch wenn man von diesen gravierenden Auffälligkeiten einmal absieht, bleiben für die Heranwachsenden wie auch für ihre erwachsenen Mitmenschen noch genügend Probleme, die dieser Periode anhaften. Während sich Eltern und Lehrer über provokantes Auftreten, über Aggressivität und permanente Verweigerung ihrer Jugendlichen beklagen, versuchen diese mit dem Neuen fertig zu werden und die beunruhigenden Erfahrungen, die sie in der Pubertät mit sich selbst und anderen machen, auf alle mögliche Weise zu verarbeiten. Es spricht viel für die von Fachleuten vertretene Auffassung, dass das zentrale Problem der Pubertät die Entwicklung der eigenen Identität und die Ablösung von den Eltern ist. Es leuchtet in diesem Zusammenhang ein, dass sich in einer solchen Aufbruchsphase Verunsicherung, Angst, Trauer, vielleicht sogar Verzweiflung des Jugendlichen bemächtigen können. Charakteristisch für diese Zeit ist die starke Selbstbezogenheit des jungen Menschen, der dann vielfach ein Gefühl des Unverstandenseins entspricht. Aber in dieser Phase des Übergangs sind durchaus verschiedene Tendenzen nebeneinander möglich: Neben dem Hang zur Einsamkeit und Isolierung bestehen Beziehungen zu Gleichaltrigen, die während des Prozesses der Ablösung von den Eltern immer wichtiger werden und zur Identitätsfindung und zum Gelingen späterer Zweierbeziehungen beitragen können.

Wenn die Pubertätszeit also schon für jeden psychisch stabilen Jugendlichen eine Fülle von Konflikten enthält, wie viel mehr dann für Magersüchtige, die, wie wir gesehen haben, ohnehin schon unter einer Fülle von Belastungen, ob bewusst oder unbewusst, leiden. Die Vermutung drängt sich auf, dass die der Pubertät zugeschriebenen »natürlichen« Probleme bei magersüchtigen Jugendlichen ausufern und eine bei ihnen schon vorhandene Problematik zum Ausbruch bringen bzw. noch verschärfen. Selvini Palazzoli schreibt: »Diese einsamen kleinen Mädchen sind voller Ängste: Angst vor dem Leben im Allgemeinen; Angst vor Schulversagen; Angst, allen möglichen Erwartungen nicht zu entsprechen, und Angst, das Falsche zu tun. Kurz gesagt, sie haben ein unerklärliches, obskures Gefühl fataler Machtlosigkeit; sie können offenbar in keiner Weise über ihr Leben selbst bestimmen. In dieser prekären psychologischen Situation werden sie plötzlich von den mit der Pubertät verbundenen physischen Entwicklungen überwältigt.« (Mara Selvini Palazzoli, Magersucht, S. 88)

Magersüchtige analysieren ihre Vorgeschichte

Die folgenden Berichte sind für die Vorgeschichte der meisten magersüchtigen Mädchen repräsentativ. Sie verdeutlichen unmittelbar, dass eine Fülle von Faktoren zusammenkommen muss, damit ein Mädchen, das vielleicht zunächst nur schlanker werden wollte, magersüchtig wird. Es sind eigentlich Selbstanalysen, die zur Therapie gehören und den Bewusstseinsprozess, der in Einzel- und Gruppengesprächen in Gang gesetzt wird, gewissermaßen widerspiegeln – auch sprachlich –, ihn aber auch fortsetzen. Das Kapitel »Therapie der Magersucht« wird genauer darüber berichten.

Martina:

»Noch vor drei Jahren hätte ich behauptet, aus einer absolut idealen, perfekten Familie, einer richtigen ›Bilderbuchfamilie‹ zu kommen. Die Ehe meiner Eltern beurteilte ich ebenso als die absolute Superehe, denn mit einem Mann wie meinem Vater konnte man einfach nur eine Superehe führen. Nur meine Magersucht störte den Frieden. In meiner Therapie habe ich vieles aus meiner Vergangenheit verstehen gelernt und sehe und beurteile sie heute anders.

Ich bin die älteste von sechs Kindern. Schon sehr früh half ich meiner Mutter im Haushalt und bei der Kindererziehung und wurde für meine Geschwister eine Ersatzmutter. In meiner Familie spielte ich eine wichtige Rolle, außerhalb der Familie war ich eher schüchtern und zurückgezogen. Ich hatte Angst vor anderen Kindern und Erwachsenen, ganz im Gegensatz zu meinen Geschwistern, die voller Herzlichkeit und Wärme auf Fremde zugingen, sodass diese immer begeistert von ihnen waren.

Meine Mutter hatte viel zu tun bei einer so großen Familie. Ihr Tagesablauf war zeitlich genau festgelegt, sie gönnte sich keine Minute Zeit und Ruhe. Heute sagt sie, sie wisse selbst nicht, wie sie dies alles geschafft habe, und meint, man merke die Arbeit nicht, wenn man drinstecke, man wachse einfach in sie hinein. Sie erledigte alle Arbeiten korrekt, der Haushalt klappte tipptopp, alles spiegelte, das Essen stand pünktlich auf dem Tisch, wir waren sauber und nett angezogen, unsere Hausaufgaben waren immer in Ordnung.

Heute meine ich, dass meine Mutter schon immer kühl, überlegt und wenig herzlich gewesen ist. Spontaneität gab es bei ihr nicht. Ich glaube, Herzlichkeit und Zärtlichkeiten waren auch geplant. Es blieb meiner Mutter keine Zeit für gemütliche Schmusestunden mit uns, alles scheint mir im Nachhinein maschinell, fließbandmäßig abgelaufen zu sein. Auch das allabendliche Gutenacht-Bussi war ohne besondere Wärme und spontane Herzlichkeit ausgeteilt. Ich kann mich nicht erinnern, dass meine Mutter jemals jammerte. Sie zeigte uns Kindern nicht, ob sie traurig oder fröhlich oder glücklich war; vielleicht war ich dafür als kleines Kind auch nicht sensibel genug, vielleicht hatte ich für ihre Stimmungen nicht die richtige Antenne.

Später entwickelte sich dann alles ganz anders. Ich wurde zu ihrer großen Vertrauten, und umgekehrt. Ich erkannte, dass meine Mutter sehr depressiv, schwermütig und grüblerisch war. Sie überspielte ihre Traurigkeit nicht mehr, sondern zeigte sie mir offen und mit großem Vorwurf in ihrem Blick. Ich glaube, ich war die Einzige in meiner Familie, bei der sie sich ausweinte. Meine Geschwister achteten viel weniger auf meine Mutter und bemerkten ihre Schwermut nicht. Sie jammerte nur noch. Alles war entsetzlich, traurig, nichts war schön. Das Leben war scheußlich. Früher, als wir noch klein waren, war alles so fröhlich. Mein Gott, was war nur los? Sie entwickelte einen großen Ehrgeiz, gab keinen Fehler an sich zu, forderte alles von sich, musste alles perfekt und am besten können, dafür kämpfte sie, und, das war oft mein Gefühl, selbst wenn sie tot und entkräftet umfallen würde. Ich hatte den Eindruck, dass sie von uns Kindern diesen Perfektionismus auch erwartete. Wir wurden häufig mit anderen verglichen, die natürlich viel besser waren als wir. Was mich immer sehr mitnahm, war die häufig so beleidigte, gekränkte, eiskalte Miene meiner Mutter, wenn etwas ihrer Ansicht nach nicht gut gelaufen war. Sie konnte nicht laut und offen streiten, wenn ihr etwas nicht passte, sondern sie schnitt uns dann einfach mit hartem, vorwurfsvollem Blick. Ich grübelte dann tagelang darüber nach, was ich angestellt haben könnte, denn ich war mir immer sicher, schuldig zu sein, auch dann, wenn ich mich beim besten Willen an kein Vergehen erinnern konnte. Oft war es nur die Lautstärke, mit der ich gesprochen hatte, die ausschlaggebend war für ihr Beleidigtsein. Ich habe diesen Zustand gehasst und kam mir immer wie der letzte Dreck, völlig erniedrigt vor, und das erst recht, wenn ich alles tat, um sie wieder für mich zu gewinnen. Ich fühlte mich für die Traurigkeiten und Probleme meiner Mutter verantwortlich, denn ich war die Einzige, der sie ihre Stimmungen und Probleme mitteilte. Bei mir konnte sie sich ausjammern und ausweinen. Ich erkannte ihre Stimmung schon an ihrem Schritt und Blick, wenn sie morgens die Treppe herunterkam. Ihre Traurigkeit, ihre Unzufriedenheit, ihre Angst nahmen mich mit. Ich wollte, dass sie glücklich und zufrieden war. Hatte sie einen schlechten Tag, war ich sofort todtraurig und schwermütig. Das ging oft so weit, dass wir uns gegenseitig mit unseren Stimmungen ansteckten; jeder wollte trauriger sein als der andere, jeder wollte das Leben beschissener finden als der andere. Hatte sie alles beklagt, sich über alle Sorgen und Gedanken Luft gemacht gegen Gott und die Welt, versuchte ich ihr einen Optimismus einzureden, an den ich oft selbst nicht glauben konnte. Allzu oft gab es für uns nichts anderes mehr, als alles zu beklagen, Probleme zu wälzen und zu versuchen, den anderen danach wieder aufzubauen. Ich konnte mir eine Zeit lang beim besten Willen nicht vorstellen, über was wir uns sonst hätten unterhalten können, es gab kein anderes Thema mehr. Hätten wir dieses gelassen, wäre sicher das große Schweigen gekommen. Meine Geschwister fühlten ihre Missstimmungen nicht, sie nervte höchstens der ewige Vorwurfs-Trauerblick. Sie schlugen einfach die Tür zu und verschwanden. Ich aber konnte meine Mutter nie allein lassen, ich musste und wollte bei ihr sein, musste auf ihr Gejammere eingehen, wenn ich nicht ein schlechtes Gewissen haben wollte. Der Grund dafür war wohl, dass ich oft das Gefühl hatte, Anlass ihrer Sorge zu sein. Ich konnte es nicht ertragen, sie unglücklich und weinend zu sehen.

Zuweilen drängte sich mir das ungute Gefühl auf, mit meiner Mutter so verwachsen zu sein wie ein siamesischer Zwilling mit seinem Zwilling. Ich hatte das Gefühl, alle unsere Funktionen seien gekoppelt. Ich wusste, eine Operation wäre notwendig zur Trennung, war aber gleichzeitig der Überzeugung, dass nur einer überleben würde und ein eigener, einzigartiger Mensch werden könnte. Mein Gefühl sagte mir, ich würde überleben und meine Mutter dabei draufgehen. Dass zwei eigene Wesen, die unabhängig voneinander leben können, dabei herauskommen, war für mich unvorstellbar. Wieder hatte ich das Gefühl, dass nicht meine Mutter an dieser starken Bindung und dem Zusammengewachsensein schuld war, sondern ich, weil ich so sehr an ihr hing. Ich war der Ansicht, ich hatte uns so zusammengekettet, und der Schlüssel zum Schloss war mir verloren gegangen. Ich wollte die Beziehung ändern, aber ich hatte nicht die Kraft dazu.

Meinen Vater dagegen habe ich immer ganz anders erlebt als meine Mutter. Er war fröhlich, unbekümmert und lebenslustig, nahm alles nicht so tierisch ernst. Er wollte bewusst gut und schön leben, eigentlich war er ein richtiger Genießer. Ich weiß noch, wie herrlich es war, wenn er mit uns herumtobte und -tollte, als wir noch klein waren. Zwar forderte auch er von uns Leistungen und gutes Benehmen und wollte, dass wir einen guten Eindruck machten, aber er freute sich auch über uns und zeigte uns seinen Stolz, verglich uns nicht ständig mit anderen Kindern, die besser waren als wir. Seine Karriere ist und war ihm immer wichtig. Er schuftet, solange ich denken kann, mindestens für zwei, und es fällt ihm schwer, Arbeit zu delegieren oder Verantwortung abzugeben. Aber er ist ganz einfach lebensbejahend.

Für mich war mein Vater lange Zeit ein Traumvater und ich seine Traumtochter. Er soll mich fast erdrückt haben, als ich auf die Welt kam, vor lauter Liebe, und das blieb lange Zeit so, bis etwa zu meiner Pubertät. Dann bekam ich auf einmal schreckliche Minderwertigkeitsgefühle. Meine kleinen Schwestern, die bis dahin keine große Rolle gespielt hatten, waren auf einmal größer geworden, und ich empfand sie als intelligenter, hübscher, attraktiver als mich. Sie hatten überall Erfolg, und was ganz unerträglich für mich war, auch bei meinem Vater. Sie liefen mir langsam den Rang ab. Mein Vater bemerkte sie und war stolz auf sie. Bis dahin war ich sein Ein und Alles gewesen und auf einmal fühlte ich mich wie ein Nichts. Ich empfand mich als hässlich und dumm an der Seite meiner Schwestern, war mit nichts mehr zufrieden und begann mich zu hassen.

In meiner Familie wurde, solange ich denken kann, viel Wert auf die äußere Erscheinung, auf Figur und Gewicht gelegt. Besonders meine Mutter achtete extrem auf ihre Figur und rechnete ständig Kalorien aus. Meiner kleinen Schwester, die eine Zeit lang pummelig war, brummte sie eine Diät nach der anderen auf. Sie hielt sich aber nicht daran, sondern aß heimlich Süßigkeiten in Massen. Ohne wirklich dick zu sein, kam ich mir zu dieser Zeit, als meine Schwestern immer schöner wurden, auf einmal dick vor und reagierte überaus empfindlich auf Anspielungen in Bezug auf meine Figur. Ich hatte meinen Geschwistern nichts mehr voraus. Dann begann ich zu hungern, zunächst nur, um ein paar Pfund abzunehmen, aber dann hungerte ich weiter. Jedes Gramm weniger brachte mir ein stolzes Gefühl. Ich wollte und musste meinen Schwestern wenigstens eines voraushaben: dem Essen standhalten können und immer dünner werden.«

Friederike:
»Heute weiß ich, dass meine Eltern nach einem klaren Rollenverständnis lebten: Mein Vater kümmerte sich um das Geschäft, meine Mutter opferte sich für die Familie auf. Meinen Vater durfte man nicht mit seinen kleinen Freuden oder Nöten stören, da er sowieso schon so viel im Kopf hatte. Es musste höchstens Rücksicht auf ihn genommen werden. Meine Mutter nahm sich keine Zeit für sich; sie war nur für uns da, sorgte dafür, dass wir unser Recht bekamen,

dass der Haushalt korrekt ablief und dass es zu keinen Spannungen kam. Sie war die Dienende in der Familie und mein Vater der Dienende im Geschäft. Beide haben, so glaube ich, auf Freuden in ihrem Leben verzichtet und sich nur für die Familie aufgeopfert.

Ich war der absolute Mittelpunkt, behütet, mutterbezogen, und meine stärkste Waffe waren die Tränen. Meine Schwestern litten darunter, denn sie hatten gerade mit meiner Mutter viele Schwierigkeiten. Sie sind wesentlich älter als ich, vierzehn und zwölf Jahre. Dann zogen sie aus, und ich erfuhr von ihnen nur noch über meine Mutter, und zwar meist Negatives. Meine Schwestern verhielten sich nicht so, wie meine Mutter es sich gewünscht hätte; meine älteste Schwester heiratete mit 19 Jahren, und meine Mutter war entsetzt und gegen diese Ehe. Ebenso schockierte es sie, als meine zweite Schwester die von ihr so liebevoll eingerichtete Wohnung verließ, um nach Aussagen meiner Mutter in eine ›schmutzige Wohngemeinschaft‹ zu ziehen. Meine Mutter klammerte sich noch mehr an mich, was ich genoss und gegen meine Schwestern ausspielte. Ich hatte die Gunst meiner Mutter. Sie arrangierte alles für mich, sodass es für mich kein Risiko und keine Eigenverantwortung gab.

Mein Vater trat in meinem Leben kaum auf. Er wirkte auf mich unnahbar und immer gestresst. Ich hatte keinen persönlichen Kontakt zu ihm, wollte ihm aber, glaube ich, den fehlenden Sohn ersetzen. Er ist Geschäftsmann, hat bei null angefangen und hat sich alles in seinem Leben hart erarbeiten müssen. Es war wohl sein Wunsch, dass eines seiner Kinder einmal sein Geschäft übernehmen würde. Zu Hause erledigte meine Mutter auch für meinen Vater alles. Sie schenkte ihm nicht nur den Kaffee ein, sondern gab auch noch den Zucker hinein; sie legte ihm die Kleidung, die er anziehen sollte, bereit, und ich glaube, sie ist nicht nur an meiner, sondern auch an der Unselbstständigkeit meines Vaters schuld. Von den Ressorts meines Vaters erfuhr ich nichts. Ich versuchte, ihm und meiner Mutter zu imponieren, verhielt mich meistens lieb und nett. Das Lob meiner Mutter war mir das Wertvollste, doch ich schaffte es nur selten, so gelobt zu werden, wie ich es mir wünschte. Sie hatte immer irgendetwas auszusetzen. Auch in der Schule war es mein Anspruch, mein Bestes zu geben, dennoch bekam ich nur durchschnittliche Noten, obwohl ich überdurchschnittlich viel lernte. Ich arbeitete, um mein Gewissen zu beruhigen und um soundso viele gelernte Stunden vor mir und meinen Eltern aufweisen zu können. Mein Verhalten regte mich selber auf; ich war eine Art Streberin, die vor Klassenarbeiten durchdrehte und Panik machte. Ich war in der Klasse nicht beliebt, man machte sich sogar lustig über mich, was ich als besonders schrecklich empfand.

Ich unternahm wenig mit anderen, fühlte mich zu Hause am wohlsten. Nach der Schule kam ich oft schimpfend und ausgelaugt nach Hause. Meine Mutter dämpfte meinen Ärger erst einmal mit etwas zu essen und zu trinken. Ich setzte mich dann nach einer Pause an den Schreibtisch, lernte und freute mich auf den Abend, der mir Geborgenheit brachte. Dann saß ich mit meinen Eltern vor dem Fernseher, meist im Schlafanzug, und naschte. Es wurde zwar kaum gesprochen, doch ich fühlte mich sehr wohl. Mit 13 Jahren war ich zum ersten Mal in einem Kinderheim. Die erste Woche war für meine Mutter und mich eine Qual; sie rief mich täglich an und ich heulte ihr etwas vor. Als die erste Woche vorüber war, ging es mir besser. Später verbrachte ich meist drei bis vier Wochen der Sommerferien im Ausland. Es machte mir nichts mehr aus, allein fortzufahren, wenn ich täglich mit meiner Mutter telefonieren konnte. Während dieser Ferienaufenthalte fühlte ich mich meistens ziemlich wohl, aber ich freute mich immer sehr, wenn es wieder nach Hause ging.

In meinem Elternhaus lebte ich zurückgezogen, denn auch meine Eltern kapselten sich ab und betrachteten die Umwelt misstrauisch. Abgesehen von Verwandtenbesuchen und gelegentlichen Einladungen mit Geschäftsfreunden unternahmen sie nichts. Sie hatten Angst, was hinter dem Rücken geredet werden könnte. Man durfte das Bild der perfekten Familie nicht zerstören. Mein Leben verlief ziemlich eintönig. Jeden Sonntag gingen wir zum Essen, damit meine Mutter entlastet war und auch einmal herauskam. Es wurden Plätze aufgesucht, wo man niemanden traf, vor allem mein Vater wünschte dies. Die Ferien, die wir zusammen verbrachten, waren aufwendig. Es waren die einzigen Tage, an denen mein Vater abschaltete. Sein erster Schritt nach dem Heimkommen führte ins Geschäft, noch bevor er das Haus betrat. Die Aktivitäten meiner Mutter außerhalb der Familie bezogen sich auf die Kirche und Pflichtbesuche bei Verwandten. Sie hatte keine einzige Freundin, der sie etwas erzählte. Als ich sie einmal darauf ansprach, sagte sie: ›Ich habe ja Papa, mit dem ich alles besprechen kann. Ich hätte auch gar keine Zeit für Freundinnen gehabt.‹ Außerdem schrieb meine Mutter keine Briefe, mit dem Argument: ›Man gibt damit etwas Schriftliches aus der Hand, das verpflichtend werden könnte.‹

Kurz vor dem Abitur merkte ich, dass meine Klassenkameradinnen schon begonnen hatten, sich von ihrem Elternhaus zu lösen, ich aber fühlte mich nur noch stärker dorthin gezogen. Ich sagte immer vor mir selbst und vor anderen, dass meine Mutter meine beste Freundin sei. Bei ihr weinte ich mich aus, bei ihr konnte ich Bestätigung finden, bei ihr fühlte ich mich richtig wohl. Sie sorgte für mein seelisches und leibliches Wohl, sie wusste, was für mich gut und schlecht war, und sagte, wie ich mich zu verhalten hatte, was ich dann auch immer tat. Wehe, ich tat es einmal nicht, dann wurde ich ignoriert und der Gutenachtkuss bzw. Gutenmorgenkuss gestrichen. Das war für mich die härteste Strafe, vor allem, wenn ich mir gar nicht schuldig vorkam. Ich tat dann alles, um ihre Liebe wiederzugewinnen. Ich wollte meine Eltern nie enttäuschen und sie nicht vor den Kopf stoßen. Ich war offen zu ihnen und verhielt mich so, wie es von mir erwartet wurde. Ich nahm Ballett-, Klavier- und Tennisunterricht, wie es sich gehört, doch ohne Freude. Ich empfand es eher als Zwang.

Nach dem Abitur ging ich für ein Jahr nach Madrid. Auf einmal stand ich ohne meine Mutter da und fühlte mich allein und verlassen. Ich hatte niemanden, der mir Entscheidungen abnahm und mich tröstete, mir half und mir Hindernisse aus dem Weg räumte, wie meine Mutter es mein Leben lang getan hatte. Ich wünschte mir einen Freund, aber ich hatte Angst davor, Angst, dass man nur mit mir ins Bett gehen wollte – das war meine von meiner Mutter übernommene Vorstellung von den Männern –, und ich hatte Angst vor Sexualität. Sexualität war in meiner Familie nie ein Thema gewesen und ich wurde nicht aufgeklärt. Fragen, die ich stellte, blieben unbeantwortet und hinterließen in mir das Gefühl, etwas gefragt zu haben, was sich nicht gehörte. Meine Eltern tauschten keine Zärtlichkeiten vor uns aus, seltene Umarmungen wirkten künstlich auf mich. Eine Zeit lang las ich fast gierig Zeitschriften, mit dem Wunsch, dieses oder jenes zu erhaschen und Antworten auf meine brennenden Fragen zu bekommen. Aber sie wurden mir nicht beantwortet, und dann habe ich keine mehr gestellt. Ich war in eine andere Zeit hineingewachsen, aber ahnungslos geblieben. Ich war erwachsen geworden und genierte mich, noch keine Erfahrungen auf sexuellem Gebiet zu haben, und befürchtete, ausgelacht zu werden. Ich fühlte mich auf jedem Gebiet unfähig und hatte Angst vor allem.

Dann begann ich zu hungern. Ich wollte einige Kilo abnehmen, die ich während der Abiturzeit zugenommen hatte. Ich aß fast den ganzen Tag nichts, nur abends ein klein wenig. Es war eine anstrengende Zeit, aber ich nahm ab und hörte nicht mehr auf. Abnehmen erfüllte mich mit Stolz und gab mir das Gefühl der Überlegenheit, während ich mich sonst nur unterlegen fühlte. Hungern wurde für mich zum Einzigen, aus dem ich Kraft und Stärke zog.«

Sissy:

»Als ich klein war, soll mein Vater völlig vernarrt in mich gewesen sein, aber als ich älter wurde, gab er sich kaum noch mit mir ab, nach dem Motto: ›Was man nicht mehr auf den Arm nehmen kann, nimmt man auch nicht mehr in den Arm.‹ Ich fand das sehr schade.

Im Alter von 8 bis 12 Jahren wurde ich fünfmal operiert. Die Krankenhausaufenthalte habe ich in guter Erinnerung, weil ich in dieser Zeit sehr verwöhnt wurde. Ich stand im Mittelpunkt und musste nichts dafür tun. Später erwartete ich dann weiter von den Menschen, dass sie auf mich zukämen, mich verwöhnten und dass ich im Mittelpunkt stände. Ich war enttäuscht, dass es nicht so war.

Meine Mutter war der wichtigste Mensch in meinem Leben. Sie beriet mich in allen Lebensfragen, kannte alle meine Probleme, Ängste, Sorgen und Freuden. Ich war nicht nur von ihrer Meinung abhängig, sondern auch von ihren Stimmungen. Ging es ihr schlecht, fühlte ich mich schuldig und versuchte alles, um ihre schlechte Stimmung zu bessern. Entsetzlich fand ich, dass sie uns, wenn irgendetwas schief gelaufen war, mit Nichtbeachtung strafte. Ich fühlte mich dann schuldig und grübelte darüber nach, was ich angestellt haben könnte. Meinen jüngeren Schwestern dagegen war das total egal. Sie lästerten höchstens über die schlechten Launen meiner Mutter, ich aber konnte nicht mitlästern, sonst hätte ich noch mehr Schuldgefühle bekommen.

Meine Mutter war die Managerin der ganzen Familie. Sie kümmerte sich um unsere Erziehung, sorgte für Haushalt und Garten, erledigte Steuern und Versicherungen, einfach alles. Sie legte großen Wert darauf, wie wir Kinder angezogen waren und wie wir uns benahmen. Sie hatte immer Angst, wir könnten ins Gerede kommen, vor allem meine jüngere Schwester, die nach Meinung meiner Mutter sowieso in der Stadt bekannt war wie ein bunter Hund. Aber während ich mich darum bemühte, meiner Mutter alles recht zu machen, benahmen meine Schwestern sich, wie sie gerade Lust hatten. Meine Mutter biss bei ihnen auf Granit, in Bezug auf Kleidung, Freunde, Essen, Schule – in allem.

Meine Mutter sorgte sich aber nicht nur um uns Kinder, sondern auch um meinen Vater. Sie legte ihm jeden Morgen seine Kleidung zurecht, bestimmte, welche Krawatte er zu welchem Anzug und welche Strümpfe er anzog. Außerdem fungierte sie in unserer Familie wie eine Art Schleuse oder Filter. Sie überprüfte, in welcher Dosierung das Alltagsgeschehen an meinen Vater dringen sollte. Wer die wichtigen Entscheidungen in unserer Familie gefällt hat, weiß ich gar nicht. Meinen Vater bekamen wir nur selten zu sehen, sein Beruf ging ihm immer über alles. Er verbrachte die meiste Zeit seines Lebens an seinem Arbeitsplatz und tut es auch heute noch. Er hat ein hohes Verantwortungs- und Pflichtbewusstsein, ich glaube, er misstraut den Fähigkeiten anderer und kann sich nicht eingestehen, dass es auch einmal ohne ihn gehen könnte. Er hat noch nie seinen ganzen Urlaub genommen und verbringt auch seine Wochenenden häufig im Geschäft. Nach dem Abendessen zieht er sich in sein Arbeitszimmer zurück und ist dann für niemanden ansprechbar. Er ist sehr ehrgeizig und hat eine große Intoleranz gegenüber eigenem Versagen. Irgendwie ist er ein Perfektionist in allem, was er macht. Gelingt ihm etwas nicht, verschlechtert sich seine Stimmung sofort. Er steigert sich dann so wahnsinnig in das Problem hinein und kann nicht mehr aufhören, bis er des Rätsels Lösung gefunden hat. Mein Vater zeigte nie Gefühle, er äußerte nie körperliche Beschwerden, auch wenn es ihm richtig schlecht ging. Das brachte meine Mutter häufig an den Rand der Verzweiflung. Sie rätselte stunden- und tagelang herum, was er haben könnte, und bot ihm alles Mögliche an, um ihm zu helfen, was er aber fast immer zurückwies, sodass sich die Sorgen meiner Mutter ins Uferlose steigerten. Zu Hause ist mein Vater meist müde gewesen. Er las, wenn es hoch kam, in Anwesenheit der Familie seine Zeitung, um sich dann ins Arbeitszimmer zurückzuziehen. Ganz gelegentlich war er beim Fernsehen dabei, aber meistens wollte er nur seine Ruhe haben. Manchmal glaube ich, dass er von menschlichen Beziehungen wenig hält. Ich weiß, dass er einen einzigen Freund in seiner Jugend hatte, und jetzt haben meine Eltern nur noch Kontakt zu unseren Verwandten. In seltenen Gesprächen mit uns Kindern erzählte mein Vater fast nur von früher: wie es ihm damals schlecht ging, wie wenig er damals verdiente, wie viel er damals lernen musste. Das war wenig konstruktiv bei der Lösung unseres aktuellen Problems, aber er konnte nicht einsehen, dass wir heute anders handeln als früher, dass die Zeiten sich ändern.

Aber trotz allem habe ich mich, solange ich denken kann, nach der Liebe und Zuneigung meines Vater gesehnt, so wie in der Zeit meiner Kindheit und meiner Krankenhausaufenthalte. Manchmal konnte ich unheimlich gut mit ihm sprechen, über meine Probleme oder auch über ganz alltägliche Geschichten, aber leider nur sehr selten. Ab und zu in den Ferien, wenn wir einmal zu zweit ewig weit ins Meer hinausschwammen, dann konnte ich spüren, dass er mich mag: freiwillig, nicht weil ich eben seine Tochter bin. Ich konnte spüren, dass er menschlich ist. Ich kann sie schwer beschreiben, meine Zweifel; ich weiß, dass es wahrscheinlich auch dumm ist, wenn ich mich frage, ob er mich überhaupt liebt. Aber ich hatte halt so selten die Gewissheit, dass er mich wirklich liebt. Fühlte ich es aber einmal, war es sehr schön. Mir tat es auch immer Leid, wenn meine Mutter sauer auf ihn war, weil sie ihn in vielem nicht verstehen wollte oder konnte. Ich verstand beide, konnte aber keinem helfen. So verzweifelte ich oft an der ganzen Welt; ich weiß nicht, ob meine Eltern miteinander glücklich waren und sind oder nicht, ich kann es nicht beurteilen. Ich habe es mich jedenfalls oft gefragt und hatte meine Zweifel, aber ich habe offenbar kein Recht, die Ehe meiner Eltern zu beurteilen oder mich sogar einzumischen, das hat mir meine Mutter jedenfalls einmal gesagt. Eigentlich muss ich sagen, dass ich meinen Vater gar nicht so richtig kenne, besser gesagt, sein Wesen, seine Gefühle, seine Beziehung zu uns, vor allem zu mir. Dennoch würde ich es so gerne wissen, weil ich ihn liebe und von ihm geliebt werden will.

Zu hungern fing ich an, als ich mit 13 Jahren zu fett geworden war. Ich hatte mir das Süßigkeitenessen während meiner vielen Krankenhausaufenthalte angewöhnt und konnte es nicht mehr lassen. Meine Mutter half mir anfänglich dabei und kochte mir Diäten. Und dann konnte ich nicht mehr aufhören und musste weiter abnehmen. Dann stand ich auf einmal wieder im Mittelpunkt: Man sorgte sich um mich, und ich bekam Zuwendung von allen, ohne viel dafür tun zu müssen. In meiner Behandlung habe ich erkannt, dass ich mir wohl am meisten die Fürsorge und Liebe meines Vaters wünschte, wie damals, als ich klein war.«

Tanja:
»Meine Kindheit mit meinen älteren Zwillingsbrüdern war sehr schön. Sie verwöhnten mich, spielten mit mir und nahmen mich oft mit zu ihren Freunden. Sie waren meine Beschützer und halfen mir,

wenn ich bei meinen Eltern etwas durchsetzen wollte. Als sie ins Studium gingen und zu Hause auszogen, fühlte ich mich verlassen und allein. Ich wusste erst da so richtig, wie viel sie mir bedeutet hatten.

Meinen Vater mochte ich gern, ich bewunderte seine Lebensweise, seine Lebenseinstellung und -bejahung. Er wirkte auf mich ausgeglichen und tolerant und seine Meinung über mich war mir sehr wichtig. Traurig war nur, dass ich ihn so selten sah und er sich kaum mit mir beschäftigte. Umso enger war die Beziehung zu meiner Mutter. Ich hatte sonst niemanden und versuchte, mich so zu verhalten, dass sie an mir nichts auszusetzen hatte. Ich wollte ihr keine Sorgen und Schwierigkeiten machen, sie nicht enttäuschen und mich möglichst erwachsen, vernünftig und besonnen verhalten. Das war sehr schwer, denn meine Mutter bewertete alles Negative stark, Positives aber ließ sie unter den Tisch fallen. Sie drängte mir ihre Meinungen und Ansichten auf und sprach dabei immer in der Man-Form, sodass ich nicht nur ihr, sondern der gesamten Erwachsenenwelt, den gesamten Erfahrungen der Älteren gegenüberstand. Lange Zeit habe ich dennoch versucht, meinen eigenen Stil zu finden, aber ohne die Hilfe meiner Brüder ist es mir nicht gelungen.

Ich brauchte die Liebe und Zuneigung meiner Mutter und verhielt mich schließlich nur noch so, wie sie es sich wünschte. Sie war in mir allgegenwärtig; auch wenn sie nicht anwesend war, tat ich nichts, von dem ich wusste, dass sie es ablehnte. Sie hatte mich vereinnahmt, so stark, dass sie angeblich immer wusste, was ich fühlte, dachte, was für mich in der jeweiligen Situation das Beste war. Sie wusste, wann ich müde war, wann ich Hunger hatte, wie viel ich essen musste, wann es mir seelisch schlecht ging, was ich dachte; sie beanspruchte alles für sich, sodass für mich nichts mehr übrig blieb und ich nur noch für sie lebte. Ich wurde unfähig, eigene Entscheidungen zu treffen und die Konsequenzen zu tragen, vor allem unfähig, offen und gelöst auf Menschen zuzugehen. Ich konnte nur noch das tun, was anderen recht war, nur Dinge, mit denen ich nicht auf Widerstand stieß. Ich sagte meine eigene Meinung nicht mehr und vertraute mich niemandem mehr an, aus Angst, nackt dazustehen. Das Gefühl, dass andere etwas wissen, mit dem sie mich verletzen könnten, bedrohte mich. Ich war misstrauisch und unterstellte jedem, dass er gegen mich war und mich nur verletzen wollte. Meine Mutter hatte mich so oft nicht verstanden und falsch interpretiert, meine Worte und Gefühle verdreht, abgewehrt und zerredet.

Schließlich drohte eine innere Leere mir die Luft abzuschnüren. Ich konnte mir nicht erklären, was mich so einzuschnüren schien, was genau los war. Ich wusste nur, ich kann nicht, ich darf nicht. Mein Dasein war leer und einsam und ich fühlte mich ohnmächtig und hilflos. Aus diesem Gefühl der Machtlosigkeit und Leere kam eine große Hoffnungslosigkeit und Freudlosigkeit am Leben. Alles erschien mir sinnlos, da nichts wirklich aus mir kam, sondern nur aus anderen und für andere. Ich war wie ein Schatten, ein Schattendasein, manchmal mehr und manchmal weniger.

Und dann konzentrierte ich mich nur noch auf Leistung, um meinen Ehrgeiz zu befriedigen. Leistung sollte mein Weg zur Selbstbestätigung sein. Aber mit steigenden Leistungen wuchsen auch meine Ansprüche, und dadurch wurde ich nur wieder zum Versager, bis ich schließlich anfing zu hungern. Ich hungerte mit verbissenem Ehrgeiz. Endlich hatte ich einen Bereich, der nur mir gehörte. Ich hatte etwas gefunden, worauf ich stolz war: Endlich konnte ich mich fühlen und wusste, wer ich war.

Dann fand ich einen Freund und hatte das Gefühl, angenommen und verstanden zu werden, Schutz zu finden wie damals bei meinen großen Brüdern. Ich sehnte mich nach Zärtlichkeiten und Umarmungen, aber nicht nach Sexualität. Ich war auch hier beeinflusst von den Ansichten meiner Mutter, sie hatte mir klargemacht, dass es schlecht sei, mit einem oder mehreren Männern vor der Ehe zu schlafen, da dies dazu führe, liebesunfähig zu werden. Aber ich tat es dennoch, allerdings schuldbeladen und mit Angst, weil ich die Erwartungen meines Freundes spürte und ich mich dazu verpflichtet sah, seinen Wünschen zu entsprechen. Ich gab mich preis, fühlte mich unterlegen, schwach und wehrlos; ich hatte auch bei den sichersten Verhütungsmitteln Angst vor einer Schwangerschaft. Darum sah ich es nicht mehr als einen Vorteil an, eine Frau zu sein, die gebären kann, sondern es war mir verhasst, von Natur aus diese Veranlagung zu haben. Später, in meiner Magersucht, empfand ich schon bei dem Gedanken an Sexualität Ekel.«

Jacqueline:
»Ich wusste früh, dass meine Mutter meine vier älteren Brüder lieber mochte als mich. Solange ich denken kann, war ich bemüht, mir ihre Liebe zu verdienen. Als Kind versuchte ich mit allen Mitteln, auch ein Junge zu sein; so waren für mich Indianerspielen, Fußball, Lagerbauen und Versteckspielen viel wichtiger, als mich mit Mäd-

chen abzugeben und mit Puppen zu spielen. Ich wehrte mich dagegen, Kleider zu tragen, und maß mich kräftemäßig mit meinen Brüdern. Ich war stolz, wenn ich mit ihnen Schritt halten konnte, und imitierte sie in fast allem. Ein Bruder spielte Geige und ich wollte auch Geige spielen. Im ersten halben Jahr machte ich gute Fortschritte und hatte auch bald meinen ersten großen Soloauftritt vor ca. 250 Leuten; ich spielte ganz allein auf der großen Bühne ›Alle meine Entchen‹. Das, was ich vor diesem Auftritt am häufigsten und intensivsten geübt hatte, war die Verbeugung. Eine Zeit lang hatten wir die Geigenstunden zusammen bei einem Lehrer. Ich kam immer zu kurz und durfte oft nur die letzte Viertelstunde spielen. Es kam sogar vor, dass ich meinen Geigenkasten wieder ungeöffnet mit nach Hause nehmen musste, da der Lehrer nur meinen Bruder drannahm. So war mein Bruder bald viel besser im Geigenspielen und es machte mir keinen Spaß mehr.

Ich ging gern mit meiner Mutter in den kleinen Tante-Emma-Laden in unserer Straße zum Einkaufen. Grund dafür war, dass ich immer einen Bonbon oder einen Lutscher bekam, bis meine Mutter der Verkäuferin sagte, sie solle mir keine Bonbons mehr geben. Ich mochte wie jedes Kind Süßigkeiten gern, aber meine Mutter, die selbst keine aß, war total dagegen. Selten gab es Kuchen, mit der Erklärung, dass meiner Mutter die Zeit zum Backen zu schade sei. Eine Freundin von mir kaufte sich oft etwas in der großen Pause beim Bäcker, entweder eine Brezel, einen Berliner oder Streuselkuchen. Ich hätte mir auch gern einmal etwas gekauft, aber ich bekam immer Vollkornbrot mit, da meine Mutter für eine gesunde Ernährung war. Das Vollkornbrot aber war mir oft zu trocken, und so kaufte ich mir auch etwas, natürlich heimlich. Ich getraute mich nicht, es zu erzählen, denn meine Mutter fand dieses frische Zeug ungesund. Einmal fand sie ein schimmliges Brot in meinem Ranzen und ich bekam einen Mordskrach mit ihr. Als ich älter wurde, kaufte ich mir häufig Süßigkeiten. Eine Zeit lang waren es rote Himbeerbonbons, die ich lutschte, bis mir der Gaumen wund war. Einmal vergaß ich, dass ich in meiner Hose noch vier hatte, und warf die Hose in die Wäsche. Da meine Mutter die Hosentaschen immer vor der Wäsche umkrempelte, bemerkte sie sie und stellte mich zur Rede. Ich behauptete natürlich, sie geschenkt bekommen zu haben. Das glaubte sie mir nicht, und als ich wieder einmal welche gekauft hatte und mit rot verfärbter Zunge nach Hause kam, wusste sie gleich Bescheid. Sie verbot mir nochmals, welche zu kaufen, und beauftragte meinen älteren Bruder, mir nachzugehen, wenn ich mittags heimlich aus dem Haus schlich. Dieser petzte leider, worauf es einen Riesenkrach und eine kräftige Ohrfeige gab. Das fand ich besonders gemein, weil es ein offenes Geheimnis war, dass meine Brüder sich ständig Süßigkeiten kauften oder zu Hause sich etwas von den Vorräten meiner Mutter stahlen. Überhaupt durften sich meine Brüder in meinen Augen alles erlauben, während ich für die gleichen ›Taten‹ bestraft wurde. Als ich 12 Jahre alt war, musste meine Mutter für vier Wochen ins Krankenhaus. Da keine Tante oder Oma bereit war, so lange für sie im Haushalt einzuspringen, musste ich ihre Arbeit übernehmen. Meine Mutter brachte mir vorher noch ein paar Grundgerichte bei, sodass ich Gulasch, einfache Braten, Pfannkuchen, Reis und Teigwaren zubereiten konnte. Bei der Wäsche half mir mein Vater. Meine Brüder aber ließen sich nur bedienen, machten, was sie wollten, sahen fern, so lange sie wollten, und mein Vater sagte nichts. Sie erklärten, Hausarbeit sei Frauensache, und darum hätte ich sie zu erledigen. Während meine Mutter im Krankenhaus war, hatte ich Geburtstag gehabt, und einen Tag, nachdem sie wieder zu Hause war, war der Geburtstag meiner Zwillingsbrüder. Meine Mutter war Mittelpunkt, weil sie aus dem Krankenhaus gekommen war, und dann meine Brüder. Sie wurden mit Geschenken überhäuft und gefeiert, während mein Geburtstag mit dem Bemerken, er werde später einmal nachgefeiert, in Vergessenheit geriet. Ich erinnere mich noch an meine maßlose Enttäuschung. Ich lief in mein Zimmer und weinte; ich dachte: War das nun der Dank für die letzten vier Wochen, in denen nur ich geschuftet habe und meine Brüder sich einen lauen Lenz gemacht haben?

In den Sommerferien fuhren wir in ein Zeltlager. Es regnete fast ausschließlich, und so ging meine Mutter eines Nachmittags in die Stadt, um für uns Kinder Regenmäntel zu kaufen. Als sie zurückkam und auch ich meinen Mantel haben wollte, sagte sie: ›Ach je, dich habe ich ganz vergessen!‹ Das tat mir unheimlich weh. Wie konnte sie vergessen, noch ein Kind zu haben? Sie fuhr auch nicht mehr in die Stadt und kaufte mir einen. Ich rannte zu meiner Freundin ins Nachbarzelt und weinte mich bei ihr aus. Sie tröstete mich und sagte, ich dürfte ihren mit anziehen. Sie war es auch in diesem Sommer, die mich eines Mittags über die Menstruation aufklärte. Bald darauf begannen meine Brüste zu wachsen. Ich fand das grauenhaft; ich wollte doch auch ein Junge sein und von meiner Mutter so geliebt werden wie meine Brüder. Ich schämte mich entsetzlich und versuchte, meine Brüste mit meinen langen Haaren zu bedecken. Als dann auch noch meine Periode einsetzte, war ich geschockt. Ich erzählte es nicht meiner Mutter, sondern versteckte die blutigen Unterhosen in einer Plastiktüte unter meinem Bett. Als meine Mutter wieder einmal mein Zimmer ausmistete, da sie fand, ich hätte einen Saustall, fand sie die Tüte, und als ich nach Hause kam, gab es einen Mordskrach und eine kräftige Ohrfeige auf beide Backen. Ich bemühte mich weiter, die Liebe meiner Mutter doch noch zu erlangen. Ich half ihr im Haushalt, passte mich ihren Meinungen an und widersprach ihr nur selten, aber sie hatte immer irgendetwas an mir auszusetzen. Signalisierte sie mir, dass sie Popmusik und Schlager nicht mochte, hörte ich nur noch klassische Musik. Ihre schlechten Stimmungen versuchte ich zu verbessern durch freundliches, zuvorkommendes Verhalten. Mein Lieblingsbruder sagte manchmal von meiner Mutter: ›Die blöde Kuh muss einmal wieder ihre schlechte Laune an irgendjemand auslassen!‹ Ansonsten tangierte ihn das wenig. Ich hätte mich nie getraut, so etwas auch nur zu denken. Ich kämpfte weiter um ihre Gunst und Liebe, obwohl ich tief in meinem Inneren längst wusste, dass es mir nie mehr gelingen würde, so von ihr geliebt zu werden wie meine Brüder.

Als ich 14 Jahre alt war, erklärte mir mein Vater, ich dürfte zwar viele Freunde haben, aber noch keine enge Freundschaft eingehen in meinem Alter. Er begründete es damit, dass man sonst einen Knacks fürs Leben bekäme und nie mehr fähig wäre, eine wirkliche und reine Liebe einzugehen. Dennoch verliebte ich mich wahnsinnig in einen Jungen, allerdings nur aus der Ferne. Selbstverständlich erzählte ich meinen Eltern nichts davon, aber meinem Lieblingsbruder, der sowieso fast alles von mir wusste und ich von ihm. Aber ein halbes Jahr später verliebte sich mein Bruder. Zunächst hasste ich seine Freundin, da ich das Gefühl hatte, sie habe mir etwas weggenommen, was nur mir gehörte, den einzigen Menschen, dem ich vertraute. Nun hatte ich niemanden mehr, mit dem ich über meine persönlichen Probleme sprechen konnte. Ich zog mich ganz in mich zurück und träumte von meiner Liebe mit ganz hohen Erwartungen. In meiner Phantasie war es eine tiefe Beziehung; ich dachte an Heirat, obwohl es nicht einmal eine Freundschaft war. Als ich dann erfuhr, dass mein Freund sich in ein anderes Mädchen verliebt hatte, brach für mich eine Welt zusammen. Ich fing an zu hungern in der Hoffnung, wenn ich auch eine schöne, schlanke Figur bekäme, würde er sich in mich verlieben. Dann, im Verlauf meiner Magersucht, träumte ich am Tag viele Stunden von ihm und mit ihm. In meiner Phantasie war er ein unendlich schöner Liebhaber. Ich dachte oft, nur er allein könnte mir helfen. Später begann ich dann auch noch zu fressen und zu erbrechen. Ich hatte die Hoffnung aufgegeben, die Liebe meiner Mutter erlangen zu können. Ich fraß und erbrach, um mich zu rächen: Ich fraß alles in mich hinein, was sie mir verboten hatte, pfundweise Süßigkeiten, und dachte dabei verächtlich an die Himbeerbonbons, deretwegen ich geohrfeigt worden war. Es bereitete mir Lust, meine Mutter zu hintergehen, Lust, immer raffinierter zu werden. Natürlich wurde die Mauer zwischen ihr und mir immer breiter und höher. Sie verstand mich nicht nur nicht, sondern sie verachtete und hasste mich, ganz im Gegensatz zu meinem Vater, der sich oft Gedanken machte, was in mir vorgehen könnte, und immer wieder versuchte, mir zu helfen. Seine Sorge tat mir gut, und ihm zuliebe war ich auch einmal bereit, wieder zuzunehmen. Aber meine Mutter wollte ich bestrafen. Es war grauenhaft für mich, ihr zuzuhören, wenn sie telefonierte. Dadurch erfuhr ich, wie sie wirklich über mich dachte, denn am Telefon sprach sie oft von mir. Ich hörte, wie sie vieles völlig anders auslegte, als es in Wirklichkeit war. Es traf mich maßlos, dass sie mit allen Menschen über meine Krankheit sprach, über mein ›verrücktes, unverschämtes‹ Verhalten; oft waren es wildfremde Menschen. Einmal hörte ich sogar, wie sie einer Freundin sagte, ich imitierte sie in allem und stellte mich bewusst zwischen sie und meinen Vater, mit dem Ziel, ihre Ehe kaputtzumachen. Meine Mutter wusste, dass mein Vater in vielen Dingen zu mir stand und mir gern geholfen hätte, weil er mich liebte. So klammerte sie sich nur noch mehr an meine Brüder und verwöhnte und verhätschelte sie. Immer wieder, wenn ich fraß und erbrach, fühlte ich die vielen aufgestauten Hassgefühle in mir. Es war mir zur Lust geworden, mich zu rächen.«

Isabelle:
»In meiner Familie waren Pflichterfüllung, Leistung und Korrektheit oberste Gebote, Emotionen aber wurden unterdrückt und als Schwäche abgetan. Meine Mutter war für mich der Inbegriff des Ehrgeizes, der Vernunft, der Konsequenz und vor allem des Pflichtbewusstseins. Ich weiß erst heute, durch meine Behandlung, wie sehr mich diese Lebensweise beeinflusst hat. Ich habe mich nie getraut, meine Emotionen offen zu zeigen. Ich wagte nicht, meine Sehnsüchte, Wünsche und Ängste zu äußern. Als Kind hatte ich gro-

ße Angst vor Gewittern. Ich lag oft weinend im Bett, in der Hoffnung, meine Mutter würde mich trösten, aber sie kam nicht. Meine Eltern störte es, wenn ich weinte; sie sagten oft, ich solle mich nicht so anstellen und solle mich zusammennehmen und nicht wegen jeder Kleinigkeit losheulen. Ich weinte dann, wenn möglich, nur noch allein in meinem Zimmer, aber auch da hatte ich ein schlechtes Gewissen und verurteilte mich als Schwächling.

Ich habe eine fünf Jahre jüngere Schwester, und so lange ich denken kann, war sie meine große Rivalin. Ich war sicher, dass sie mehr geliebt wurde als ich; ich war der festen Überzeugung, dass ich mir die Liebe meiner Eltern verdienen müsste, während sie sie umsonst bekam. Meine Schwester konnte meiner Ansicht nach alles schneller und besser als ich, sie setzte vieles durch und war fröhlich, beliebt und äußerte ihre Wünsche lautstark. Ich aber passte mich an, widersprach nicht und sagte zu allem Ja und Amen. Ich war die liebe, brave Tochter und bemüht, ebenso perfekt und pflichtbewusst zu sein wie meine Mutter. Ich traf keine eigenen Entscheidungen, aus Angst, etwas falsch zu machen. In der Schule war ich ehrgeizig und fleißig; am Nachmittag übte ich außerdem Klavierspielen, ging reiten, spielte Tennis, alles mit hohem Leistungsanspruch und einem Gefühl der Dankbarkeit für das, was meine Eltern mir ermöglichten.

Meine Mutter lebte in dem Glauben, wir seien eine ideale Familie. Dies schien äußerlich gesehen auch so zu sein, denn wir wurden von vielen Menschen beneidet. Selbst in Gedanken verbot ich mir, meine Eltern anders als großartig, wunderbar und ideal zu sehen. Kamen mir gelegentlich Zweifel, drängte ich sie beiseite und empfand mich als schlecht und undankbar, oder aber ich hielt es für meine Pflicht, alles zu tun, um diese Familie wirklich zu einer idealen zu machen. Meine Mutter sollte nicht in Illusionen leben müssen. Freundinnen hatte ich nur selten, und wenn, dann nur, weil ich mich anpasste. Ich hatte den Wunsch, dazuzugehören, mehr noch: Im Grunde wollte ich im Mittelpunkt sein, und ich war traurig, dass es nicht der Fall war. Verglich ich mich mit Gleichaltrigen, schnitt ich schlecht ab. Alle anderen waren in meinen Augen geselliger, fröhlicher, begabter, schöner, selbstsicherer als ich. Ein Riesenproblem war für mich, mit 17 Jahren noch keinen Freund zu haben. Ich versuchte mir einzureden, dass es mir egal sei, aber das war nur eine Ausrede vor mir selbst. Rief mich einmal ein Junge an, sagte ich prinzipiell ab und zog mich zurück. Ich hatte Angst, eine Beziehung einzugehen, weil ich wusste, dass meine Eltern etwas gegen zu frühe Freundschaften mit einem Jungen hatten, außerdem hatte ich Angst vor Sexualität, denn ich unterstellte jedem Jungen, dass er nur eine Freundschaft mit einem Mädchen suchte, um mit ihr zu schlafen. Sexualität blieb in meiner Familie ausgespart und war für mich ein unantastbarer und vor allem unansprechbarer Bereich, sodass ich mich nicht getraute, darüber offen mit meinen Eltern zu sprechen. Meine Mutter wirkte auf mich weder emotional noch erotisch oder sinnlich. Zärtlichkeiten vonseiten meines Vaters wehrte sie entweder ab oder sie nahm sie reserviert hin.

Wichtig scheint mir die Reise mit meiner Familie durch Amerika. Niemandem in meiner Klasse war bisher Ähnliches geboten worden und ich wurde von vielen beneidet. Mein Vater hatte die Reise vorher genau geplant und ausgearbeitet. Auf einmal, irgendwann, bekam ich einen wahnsinnigen Hass auf diese Reise, auf dieses Land, vor allem auf meine Familie; jeden Tag ein anderes Hotel, jeden Tag stundenlang im Auto, immer neue Sehenswürdigkeiten, immer mehr geheuchelte Begeisterung, immer tiefere Dankbarkeit. Ich weiß noch genau, wir saßen in einem Restaurant beim Mittagessen. Auf einmal bekam ich keine Luft mehr, ich hielt es nicht mehr aus; ich rannte hinaus aus dem Hotel auf die Straße, ich wollte und konnte nicht mehr, ich wollte nur noch weg, weg von dieser Familie. Und dann war es wie immer. Ich ging zurück, setzte mich an den Tisch, so als wäre ich nur auf der Toilette gewesen, und wir fuhren weiter. Wieder saß ich im Auto, freundlich lächelnd, innerlich beschämt, dass ich weggelaufen war, wieder voll Dankbarkeit, Eltern zu haben, die mir nur Gutes taten.

Früher war ich mit meiner Figur einigermaßen zufrieden gewesen. Aber dann kam ich mir auf einmal zu dick vor und beschloss, abzunehmen. Entsprechend meinem Bedürfnis, immer nur das Beste zu geben, wollte ich dünner werden als die in meiner Klasse, deren Figur ich schön fand. Ich hatte den Wunsch, von einem Minimum zu leben, und redete mir ein, wenn ich viel sitze, verbrauche ich keine Kalorien und habe folglich auch keinen Hunger zu haben. Ein Recht auf Hunger gestand ich mir nur zu, wenn ich körperlich etwas leistete, und so wurde ich immer dünner und war stolz auf mich, eigentlich zum ersten Mal in meinem Leben so richtig. Jeden Morgen und jeden Abend auf der Waage wuchs mein Selbstbewusstsein ein klein wenig. Ich war getrieben von dem Gedanken: Schau, was dein Körper aushalten kann und mit wie wenig er auskommt. Meine Eltern fingen an, sich um mich zu sorgen, und das tat mir gut. Endlich hatte ich einen sichtbaren Beweis ihrer Liebe, ich stand im Mittelpunkt der Familie und glaubte, endlich meine Schwester einholen zu können.

Dann machte ich das Abitur. Ich hatte meine Leistungen in der Kollegstufe gesteigert und hätte stolz auf mich sein können, aber ich war es nicht. Nach dem Abitur stand ich vor einer schrecklichen Leere. Ich, der alles geboten worden war, was man sich nur denken kann, wusste nicht, was ich werden sollte. Wieder verglich ich mich mit meinen Klassenkameraden und empfand mich als den totalen Versager. Alle wussten, was sie studieren wollten, und freuten sich auf das Neue, das vor ihnen lag, nur ich hatte Angst vor dem Neuen, vor diesem Abgrund, der sich da vor mir auftat. Ich fühlte mich wie gelähmt. Zunächst empfand ich Ohnmacht und Angst und dann Selbsthass.

Nun hungerte ich nicht mehr, um mein Selbstwertgefühl zu steigern, sondern Hungern hieß Selbstzerstörung aus Selbsthass. Ich hungerte mich bis zum Skelett herunter, aber das war mir egal. In dem Maß, in dem ich meine letzten Kräfte schwinden sah, hasste und kasteite ich mich nur noch mehr. Ich konnte mich nicht konzentrieren, und das Leben wurde mir gleichgültig. Ich lebte zwanghaft einen Tag wie den anderen und versuchte jede Minute des Tages zu verplanen. Schließlich hungerte ich mich immer mehr in die Nähe des Todes. Ich wusste: Bald ist es aus, du stehst kurz vor dem Ende; mit dieser Art Leben bringst du dich dem Tod immer näher.«

Vera:

»Bis zu meinem 10. Lebensjahr war Mami eine echte Mutter und eine schrecklich liebe noch dazu. Sie nahm sich viel Zeit für mich, erklärte mir alles liebevoll und genau, spielte mit mir, erzählte lange Geschichten, und vor allem, sie hörte mir zu, wann immer ich wollte. Meinen Vater sah ich zu dieser Zeit fast nie, meist war ich schon im Bett, wenn er nach Hause kam.

Dann wurde mein Bruder geboren, mit Kaiserschnitt. Meine Mutter litt lange Zeit unter einer großen Schwäche. Ich wartete endlos darauf, dass es ihr wieder besser ginge, aber die Geburt meines Bruders war nur der Anfang ihrer Andersartigkeit; sie ist nie mehr meine alte Mami geworden. Die Andersartigkeit war eigentlich nur negativ. Ich liebte sie darum nicht weniger, aber ich konnte mich eben nicht mehr auf sie verlassen. Sie war schlecht gestimmt, oft gereizt, nervös, sogar ungehalten, was ich vorher nicht an ihr gekannt hatte und was mich, ehrlich gesagt, ziemlich verschreckte, vor allem ihre Ungerechtigkeit, ihre Beschuldigungen und Strafen für Sachen, die ich entweder als Lappalien empfand oder gar nicht gemacht hatte, oder auch für Sachen, bei denen ich beim besten Willen nicht wissen konnte, dass sie falsch waren. Sie nahm sich keine Zeit mehr, meine Erklärungen anzuhören. Lange Zeit versuchte ich mich zu verteidigen, aber sie warf mir so oft mangelnden guten Willen, Gleichgültigkeit und Egoismus vor, und das Allerschlimmste, dass ich sie nicht mehr liebte. Ich bemühte mich unendlich, nichts falsch zu machen, weil ich diese Szenen so unsagbar hasste. Ich vergaß oft beim Tischdecken das Gedeck für meinen kleinen Bruder, er brauchte Plastikgeschirr, das wollte ich zum Schluss noch hintun, ich vergaß es aber meist ohne jede böse Absicht. Schließlich hatte ich das Gefühl, dass es mir nicht mehr möglich war, Mami jemals zufrieden zu stellen. Ich Naivling hatte immer noch geglaubt, wenn ich nur brav genug wäre, würde sie wieder wie früher werden. Es läge also nur an mir, meinem guten Willen, meiner Bereitschaft.

Ehrlich gesagt, kam ich mir bald total gehetzt vor und hatte das permanente schlechte Gewissen. Dauernd kreisten meine Gedanken um Sachen, die ich hoffentlich schon gemacht oder hoffentlich nicht wieder vergessen hatte. Aber es war absolut vergeblich, und wenn ich an zwanzig Sachen dachte, die einundzwanzigste, d. h., das Handtuch im Bad wieder aufzuhängen, vergaß ich dann doch, und der ganze gute Eindruck, den ich machen wollte, war wieder im Eimer. ›Wenn du nur ein bisschen guten Willen hättest … aber du hast mich offensichtlich nicht mehr lieb, sonst könntest du nicht immer so gedankenlos sein.‹

Nebenbei bemerkt, mein Bruder hatte von Anfang an das Patentrezept schlechthin erfunden. Er machte einfach alles falsch, war frech und erklärte, dass ihm sowieso alles egal sei. Meine Eltern sagten allen Ernstes: ›Es hat keinen Sinn, ihn zu schimpfen.‹ Sie tun es bis heute nicht, mit dem Ergebnis, dass mein Bruder sich Sachen erlaubt, bei denen ich drei Ohrfeigen oder eine Woche Hausarrest hätte. In der Zwischenzeit ist es schon zur Gewohnheit geworden, aber anfangs traute ich meinen Augen und Ohren nicht, und noch heute finde ich es maßlos ungerecht, wenn ich mir das so vorstelle: ich habe mich jahrelang erfolglos bemüht, und dann sehe ich, wie mein Bruder ohne Anstrengung viel weiter gekommen ist als ich.

Ich habe oft gedacht, dass ich meinen Bruder hasse, aber das ist falsch. Er nervt mich, doch ich mag ihn auch. Jedenfalls habe ich nichts gegen ihn persönlich, doch hat seine Existenz mir mein Leben erheblich erschwert. Ich weiß, dass es ziemlich normal ist, wenn Kinder sich so verhalten wie er; ich würde sogar so weit gehen, dies als gesunden Egoismus zu bezeichnen. Deshalb bin ich eigentlich weniger auf meinen Bruder wütend als auf mich selbst und meine Eltern: auf mich wegen meiner Unfähigkeit, nicht auch so gewesen zu sein wie er, auf meine Eltern, weil sie mich aus Bequemlichkeit in dem Glauben ließen, dass unbedingter Gehorsam sein muss.«

Aus Veras Tagebuch:
»Um darüber zu schreiben, muss man daran denken und das tut weh. Irgendwo, da ganz tief drinnen – vielleicht kann man das Seele nennen – fühlt es sich jedenfalls höchst unangenehm an, aber da ich mich im Augenblick sowieso hundeelend fühle, ist es egal. Man stelle sich so eine Idiotie vor: Glücklich bin ich nur, wenn ich nicht esse; aber immer wenn ich etwas gegessen habe, fühle ich mich schrecklich minderwertig und schuldig und denke, jeder könne mir ansehen, was ich alles gegessen habe. Aber auch wenn ich nicht viel gegessen habe, fühle ich mich im Vergleich zu den anderen Mädchen minderwertig. Sie sind sowieso alle viel dünner und schöner als ich, und wie die, die es nicht sind, will ich sowieso nicht aussehen.

Warum ist das Aussehen nur so schrecklich wichtig für mich? Weil das Aussehen die Persönlichkeit widerspiegelt, davon bin ich felsenfest überzeugt. Dazu kommt natürlich noch etwas, und das habe ich noch nie jemandem gesagt, kaum mir selbst, weil es so erniedrigend ist: Ich glaube, ich faste so schrecklich, weil ich ganz und gar perfekt sein möchte, im Aussehen, in meiner Persönlichkeit, in allem. Perfekt will ich sein, weil ich denke, sonst nicht geliebt zu werden und keinen Freund zu bekommen, den ich so dringend brauche. Ich fühle eine entsetzliche Kälte in mir, ich ersticke fast daran. Sollte ich jemals jemanden treffen, vor dem ich mich getraue, diese eiskalte Hülle, diese starre Maske fallen zu lassen, die ich mir, glaube ich, zulegte, als ich 11 Jahre alt war? Allein kann ich diese Kälte nicht mehr in mir überwinden. Ich habe es versucht, verzweifelt versucht, aber es geht nicht. Ich weiß, ich kann von niemandem erwarten, dass er weiß, wie ich fühle, weil ich doch jahrelang hindurch geübt habe, meine Gefühle total zu verleugnen, aber ich kann nur hoffen, und manchmal glaube ich auch daran, dass es dennoch jemanden gibt auf dieser Welt. Ich weiß es ganz bestimmt. Um auf das Warum zurückzukommen: Ich wusste es lange selbst nicht, warum ich nicht in der Lage bin, irgendein positives Gefühl in Richtung Zuwendung oder auch Liebe zu zeigen.

Als ich älter wurde, fing ich an, darüber nachzudenken, bis ich eine höchst beunruhigende Entdeckung machte: Ich besaß nicht etwa keine Gefühle, wie ich mich selbst immer gern glauben machen wollte, sondern, ganz im Gegenteil, ich habe ganz intensive und viele Gefühle, sodass mir angst und bange wird. Es kommt mir vor wie bei einem vollen Luftballon: Wenn er aufgeblasen ist und geschlossen, geht alles gut; macht man aber auch nur das kleinste Loch, so geht die ganze Luft auf einmal heraus und er zerplatzt. Jedenfalls hat man keinen Einfluss mehr darauf, wie viel Luft man entweichen lassen möchte, sie zischt ganz einfach heraus, fertig. Und auf so einem Vulkan sitze ich, mit dem Unterschied, dass ich nicht daran kaputtgehen möchte. Das könnte nur allzu leicht passieren, außer ich finde jemanden, der so ist, wie ich ihn mir ersehne; jemanden, der zu mir passt, der mir zuhört, der mich versteht, der nicht ständig unzufrieden mit mir ist, der mich ein bisschen lieb hat und in den Arm nimmt. Dann, denke ich, könnte ich die Maske fallen lassen und echt ›Ich‹ sein, weil er mich dann nicht verletzen würde, auch dann nicht, wenn er meine echten Gefühle kennt. Meistens habe ich das Gefühl, Menschen sind nur dazu da, meine Gefühle auszunutzen und zu zerstören. Doch wenn ich ihnen meine echten Gefühle nicht zeige, können sie mich auch nicht treffen. Darum habe ich mir seit langem abgewöhnt, sie wirklich zu zeigen. Aber allmählich frage ich mich, ob ich mich selbst noch aus diesem ›Eisschutzschrank‹ befreien kann; es ist so wie mit den alten Eisfächern in den Kühlschränken: Wenn man sie nicht regelmäßig abtaut, vereisen sie von Jahr zu Jahr mehr und irgendwann ist der Eisschrank dann hin. Aber ich werde nicht hin, ich kann warten, auch wenn ich manchmal denke, ich kann es nicht mehr, ich halte es nicht mehr aus. Das Essensproblem, nun ja, ich glaube, das ist nur der Frust. Wenn ich erst mein Hauptproblem gelöst habe, dann werde ich das sicher auch bewältigen können. Ich glaube, ich bin mir selbst im Wege. Abnehmen ist wichtiger als alles andere geworden, aber eigentlich sind mir Menschen viel wichtiger.«

Cornelia:
»Nach vielen Gesprächen darüber habe ich, glaube ich, verstanden, warum ich magersüchtig geworden bin. Ich will versuchen, es zu er-

klären. In meiner Familie hat sich alles immer nur um meinen Vater gedreht. Er ist der absolute Patriarch und bestimmt alles. Jeden Sommer richtete sich die Familie nach ihm, wenn es hieß, in die Ferien zu fahren. Es kam nur darauf an, dass er sich wohl fühlte und erholte. Zehn Jahre lang fuhren wir immer an denselben Ort, jedes Jahr wurden Wanderungen gemacht, an denen jeder teilzunehmen hatte, Ausnahmen gab es keine. Ebenso befahl mein Vater fast jeden Sonntag, dass wir gemeinsam eine Radtour machten. Mein Vater bestimmte auch die Einrichtung in meinem Zimmer, die Tapete an meinen Wänden, die Bilder, die ich aufhängen durfte, und dann auch noch, wie ich meine Schubladen einzuräumen hatte. Er nahm mir meinen persönlichen Freiraum. Unter persönlichem Freiraum verstehe ich, dass ein Platz da ist, an dem man entscheiden kann, was man will, ohne dass ein Fremder dieses Territorium verletzt. Aber mein Vater ließ mir diesen Freiraum nicht. Ich hatte in meinem Zimmer nie das Gefühl, dass mir auch nur ein einziger Gegenstand wirklich gehörte. Eines Tages war ich so wütend, dass ich fast meine gesamte Zimmereinrichtung an die Diakonie verschenkte. Als ich dann eine neue Einrichtung hatte, schloss ich mein Zimmer ab und niemand durfte seither die Schwelle übertreten.

Meine Mutter war häufig krank. Schon in meiner Kindheit verbrachte sie viele Wochen in einem Krankenhaus. Sie war dann auf einmal fort, und kam sie zurück, hatte ich Angst, sie könnte mich wieder verlassen. Ich klammerte mich immer mehr an sie. Meine Mutter nahm meinen Vater fast immer in Schutz. Sie sorgt dafür, dass er seine Ruhe hat und arbeiten kann, dass man Verständnis für ihn hat und dass er seine Forderungen durchsetzt. Mein Bruder bekommt die meiste Zuwendung von meinem Vater. Er gibt sich stundenlang mit ihm ab, vor allem dann, wenn mein Bruder Probleme hat. Mein Vater ist sehr leistungsbetont, wir wurden zwar nie für schlechte Noten bestraft, aber man spürte die Unzufriedenheit meines Vaters, vor allem, wenn mein Bruder nicht das leistete, was er sich von ihm erwartete. Ich glaube, mein Vater wollte das aus meinem Bruder machen, was er selbst gern geworden wäre. Ich halte ihn und meinen Bruder für hochintelligent, mich aber leider nicht. Ich fühle mich von der Intelligenz meines Vaters und meines Bruders bedrängt und bin ihnen nicht gewachsen. Meine Überzeugung ist, dass ich keine Beziehung zu meinem Vater finde, weil ich nicht intelligent genug bin, und das quält mich sehr.

Ich war für meine Familie bis zu meiner Einschulung das normale und gesunde Kind, und ich kam mir lange Zeit wie ein unauffälliges Anhängsel vor. Mein Vater sah in mir das problemlose Töchterlein, das später nach dem Abitur eine Haushaltsschule besuchen und ihren Weg als Hausfrau und Mutter machen sollte. Aber schon früh wehrte ich mich gegen diese Festlegung, und ich versuchte alles, um von meinem Vater Anerkennung zu finden oder wenigstens gesehen zu werden. So entwickelte ich mich zu einem sehr eigenwilligen Kind und wurde zum aufrührerischen Herd der Familie. Auseinandersetzungen vor allem mit meinem Vater häuften sich, jedoch ohne Erfolg. Er beachtete mich weiterhin nicht.

Vor vier Jahren fing ich an zu hungern. Ich tat es nicht, um dünner zu werden, so wie die anderen Magersüchtigen, die ich kenne, denn ich war dünn genug, außerdem war meine Figur mir vollkommen egal. Ausschlaggebend war eine Tageswanderung mit meinem Vater. Der Tag war heiß, und ich weigerte mich, mitzugehen, doch mein Vater ließ, wie immer, keine Ausnahme gelten. Während der ganzen Wanderung machte ich einen üblen Terror. Ich glaube, das hat mich damals viel mehr Kraft gekostet als die anstrengende Wanderung. Ich war so erbost darüber, dass mein Vater mich nicht eigenständig handeln ließ und mich nicht fragte, was ich wollte, dass ich nicht wusste, wohin mit meiner Wut. Gleichzeitig war ich traurig, weil mein Vater mich wieder nicht beachtete, nicht spürte, wie sehr er mich körperlich überforderte, und mir keine Chance ließ, mich frei zu entscheiden. Mein lautstarker Protest wurde von meinem Vater nicht im Geringsten registriert. Er blieb kühl und sachlich und zeigte keine Emotionen, ein typisches Verhalten von ihm. Gegen Ende der Wanderung, als ich anfing, ihn persönlich zu attackieren, wurde er zynisch. Inzwischen kann ich mit Zynismus besser umgehen, damals konnte ich es nicht. Für meinen Vater war es immer die beste Art, Auseinandersetzungen abzuwürgen und seinen Gegner damit außer Gefecht zu setzen.

Am Abend waren wir bei Freunden meines Vaters zum Abendessen eingeladen. Ich saß am Tisch und aß keinen Bissen. Ich wollte und musste mir, meinem Vater und den anderen beweisen, wer ich bin und dass man mich nicht behandeln kann, wie man mag. Dann habe ich immer weiter gehungert, bis ich magersüchtig war. So musste meine Familie mich wahrnehmen, auch mein Vater, ob er es wollte oder nicht.

Im Laufe der Zeit hasste ich mich immer mehr. Ich hasste mich, weil ich nicht so intelligent war, wie ich es mir gewünscht hätte, so intelligent, um meinen Vater auf mich aufmerksam zu machen. Jedes Mal, wenn ich auch nur eine kleine Wissenslücke in der Schule entdeckte, hasste ich mich und musste mich dafür mit Hungern bestrafen.«

Einschneidende Ereignisse vor der Krankheit

Einschneidende Ereignisse, wie etwa das Abitur, können die Magersucht auslösen. Es bedeutet das Ende einer sehr geregelten und geordneten Zeit, in der feste Aufgaben gestellt wurden, deren Erfüllung Leistung und damit Selbstbestätigung und eine gewisse Sicherheit ermöglichte. Nach dem Abitur fällt das alles fort, und für manche tut sich eine große Leere auf, in der sich im Hinblick auf notwendige Entscheidungen und Initiativen wie Wahl einer Ausbildung oder eines Studiums Unsicherheit und Angst ausbreiten. Heute wird diese Angst natürlich verstärkt durch die allgemein deprimierende Ausbildungssituation und die eingeschränkten Berufsaussichten.

Auffallend häufig erleiden Magersüchtige Verluste vor dem Krankheitsbeginn, Verluste wichtiger Bezugspersonen, realer wie irrealer, Tanja verliert ihre Brüder, die ins Studium gehen, Jacqueline ihren Bruder, als er sich in ein Mädchen verliebt; Martina verliert ihren geliebten Vater, weil er ihre heranwachsenden Schwestern plötzlich mehr beachtet als sie. Diese Ereignisse können als Auslöser, nicht aber als Ursachen der Magersucht angesehen werden. Anders bei den nun folgenden Berichten von Charlotte und Henriette, in denen offenbar wird, dass der endgültige Verlust einer nahen Bezugsperson durch den Tod wahrscheinlich ausschlaggebend für den Ausbruch der Magersucht war.

Charlotte:
»Die Eltern meines Vaters lebten mit auf unserem Hof bis zu ihrem Tod. Sie waren für mich viel wichtiger als meine Eltern, besonders meine Großmutter. Sie war meine Vertraute, half mir bei den Haus-

aufgaben und tröstete mich immer, wenn ich traurig war. Sie liebte mich sehr und ich sie. Meine Großmutter kochte für die ganze Familie, sie bestimmte, was gegessen wurde. Reste durften auf gar keinen Fall weggeworfen werden, sondern sie wurden für eine neue Mahlzeit verwendet. Meine Großmutter war empört, wenn meine Eltern einmal etwas eingekauft hatten, ohne sie vorher gefragt zu haben, sie hielt es immer für zu viel und überflüssig. Sie allein wollte bestimmen, was gekauft wurde und was nicht. Auch sich selbst gegenüber war sie sehr sparsam und gönnte sich nichts. Meiner Mutter warf sie Verschwendung vor. Ich glaube überhaupt, dass meine Mutter und meine Großmutter sich nicht gut verstanden. Meine Großmutter fühlte sich für die Kindererziehung und Haushaltsführung zuständig und ließ sich von meiner Mutter nichts sagen. Dazu kam, dass mein Vater eine sehr enge Beziehung zu seiner Mutter hatte. Sie saßen oft in der Küche zusammen, mein Vater vertraute ihr etwas an, ohne dass meine Mutter mit einbezogen wurde. Ich glaube, darum gab es zwischen meinen Eltern häufig Spannungen. Mein Vater hielt grundsätzlich zu meiner Großmutter; dann tat meine Mutter mir oft Leid, wenn sie traurig war und sich ausgeschlossen fühlte. Allein waren meine Eltern eigentlich nie, die Großmutter wünschte über alles informiert zu werden, war immer anwesend und spielte die Hauptrolle. Sie ging nicht eher ins Bett, bevor nicht alle ins Bett gegangen waren, mit der Begründung, sie müsse noch die Küche aufräumen, damit alles sauber sei. Sie beherrschte die Familie und meine Mutter spielte keine Rolle. Natürlich war meine Mutter auf sie angewiesen, denn sie passte auf uns Kinder auf und kümmerte sich um unsere Hausaufgaben, kochte, putzte, bügelte, tat alles in Haus und Garten, während meine Mutter auf dem Feld arbeitete.

Als mein Großvater gestorben war, zog ich zu meiner Großmutter ins Schlafzimmer. Abends, wenn ich schon im Bett lag, unterhielten wir uns oft noch lange. Dann schimpfte meine Großmutter häufig auf meine Mutter, weil sie sie so verschwenderisch fand oder meinte, dass sie dies oder jenes wieder falsch gemacht hatte. Ich gab ihr meistens Recht, weil ich meine Großmutter liebte und sie immer für mich da war.

Und dann wurde sie krank. Sie hatte Krebs. Ich war damals 14 Jahre alt. Von Tag zu Tag magerte sie mehr ab, denn sie konnte bald kaum noch etwas essen. Besonders schlimm war für sie, dass sie nicht mehr so arbeiten konnte wie sonst. Sie lag in ihrem Bett, zählte auf, was sie eigentlich alles tun müsste, aber sie hatte nicht die Kraft dazu. Nach einem halben Jahr war sie nur noch Haut und Knochen. Ich pflegte sie, war Tag und Nacht bei ihr, fütterte sie, führte sie auf die Toilette und wusch sie. Manchmal war es schon schlimm, wenn sie erbrach, und ich hatte Angst, sie könnte ersticken. Ich fürchtete mich auch, einmal morgens aufzuwachen, und sie wäre womöglich schon tot. Und dann, als sie gestorben war, wohnte ich weiter in ihrem Zimmer, ohne etwas zu verändern, nur schlief ich jetzt in ihrem Bett und nicht mehr, wie vorher, in dem Bett meines Großvaters. Ich fühlte mich wohl in ihrer Umgebung, es musste alles so bleiben, wie es gewesen war.

Kurze Zeit nach ihrem Tod brach meine Magersucht aus. Ich aß immer weniger. Ganz allmählich übernahm ich alle Arbeiten, die im Haus zu tun waren. Ich bestimmte, was gekocht wurde, und kochte für die ganze Familie. Essensreste wurden nicht weggeworfen, es gab erst wieder etwas Neues, wenn alles aufgegessen war. Wenn meine Eltern etwas einkauften, ohne mich vorher zu fragen, wurde ich wütend. Ich war der Meinung, dass zu viel verschwendet werde. Ich schuftete von morgens bis abends im Haus, im Garten, auf dem Feld. Sah ich etwas herumliegen, räumte ich es sofort auf. Ich ging abends als Letzte ins Bett, wollte zu Hause nichts versäumen und ging darum auch nicht mehr fort. Ich musste alles mitbekommen und über alles herrschen und bestimmen. Ich nahm immer mehr an Gewicht ab, und als es mir schon ganz schlecht ging und ich häufig Schwächeanfälle bekam, tat ich das, was meine Großmutter auch immer am liebsten getan hatte, nämlich Holz hacken. So konnte ich mir und meiner Familie beweisen, dass ich noch immer genügend leisten konnte. In allem, was ich erledigte, wollte ich perfekt sein. So lebte ich dreieinhalb Jahre, ohne zu ahnen, dass ich krank war. Zum Schluss, als ich nur noch Haut und Knochen war, verglich meine Mutter mich mit meiner Großmutter, aber ich hörte nicht hin und ließ sie reden. Erst in meiner Behandlung habe ich verstanden, dass ich total die Rolle meiner Großmutter übernommen hatte. Meine Großmutter und ich waren so viele Jahre eine Einheit gewesen und nach ihrem Tod wollte ich ihr Leben fortsetzen.«

Henriette:
»Ich hatte immer eine besonders gute und intensive Beziehung zu meinem Vater. Ich habe ihn geliebt, verehrt und bewundert und viele Eigenschaften von ihm übernommen. Unsere Erziehung war

streng; mein Vater stellte hohe Ansprüche in Bezug auf gutes Benehmen, Pflichtbewusstsein und vor allem Leistung. Auch in puncto Essen verstand er keinen Spaß, es wurde das gegessen, was auf den Tisch kam. Dennoch habe ich nie unter seiner Strenge gelitten, ganz im Gegenteil: Meine Kindheit in seiner Obhut und Nähe war schön. Mein Vater hat alles getan, um unsere Begabungen und unsere Interessen zu fördern und zu unterstützen, und er hat uns gleichzeitig verwöhnt. Er selbst war beruflich sehr engagiert und stellte hohe Ansprüche an sich. Die Zeit, die er uns widmen konnte, war begrenzt, weil er häufig im Ausland auf Geschäftsreisen war. Ich habe besonders darunter gelitten. Aber jede freie Minute, die ihm zur Verfügung war, verbrachte er mit uns, vor allem mit mir. Immer wenn er fort war, litt ich besonders; ich erinnere mich, dass ich schon mit 8 oder 9 Jahren weinte, wenn er auf Reisen war, und ich mich mit meiner Mutter nicht verstand, ihn aber nicht erreichen konnte. Ich war sein erklärtes Lieblingskind.

Und dann ließen meine Eltern sich scheiden. Für mich brach eine Welt zusammen. Ich machte meine Mutter dafür verantwortlich, obwohl mein Vater eine Freundin hatte, was sicher mit ein Grund für die Scheidung meiner Eltern war. Ich machte meine Mutter nicht nur für die Scheidung verantwortlich, sondern auch später für den Tod meines Vaters. Kurz nach der Scheidung bekam er seinen ersten Herzinfarkt, dann, zwei Jahre später, seinen zweiten. Er war also sehr krank, und trotzdem kam sein Tod für mich völlig überraschend. Ich war 14 Jahre alt. Noch wenige Tage zuvor hatte ich mit ihm telefoniert, er war gerade von einer Geschäftsreise zurückgekehrt und wollte am Wochenende etwas mit mir unternehmen. Ich aber war schon mit meinen Freundinnen verabredet und sagte ihm ab. Zwei Tage später erfuhr ich von meiner Mutter, dass mein Vater an einem Herzinfarkt gestorben war. Ich sehe sie noch in der Tür stehen, sie sagte: ›Gestern ist euer Vater gestorben.‹ Ich stürzte hinaus in mein Zimmer und weinte, weinte wohl so lange, bis ich irgendwann eingeschlafen war. Es war für mich so unbegreiflich; ich habe mich immer wieder verzweifelt gefragt: Warum, warum? Ich habe ihn doch so sehr geliebt, wie konnte er mich verlassen? Bei der Trauerfeier sah ich ihn noch einmal aufgebahrt; ich getraute mich nicht, ganz nahe hinzugehen, und schon gar nicht, ihn anzufassen. Das habe ich später sehr bereut. Die Trauerfeier war grauenhaft. Ich hatte mir fest vorgenommen, nicht zu weinen, aber ich habe dann von der ersten bis zur letzten Minute nur geweint. Ich glaube, das war das letzte Mal, dass ich vor anderen Menschen, auch vor meiner Familie, Tränen vergossen habe. Noch heute bewahre ich seine Todesanzeige und Sterbeurkunde auf und alles, was er mir einmal geschenkt oder geschrieben hat. In einem seiner letzten Briefe beklagt er sich darüber, dass ich so wenig Zeit für ihn hätte und mich nur noch für meine Schülerzeitschrift engagierte. Es ist für mich noch heute unerträglich, zu wissen, dass ich ihn kurz vor seinem Tod verletzt und enttäuscht habe; und ich nahm mir vor, nie mehr so gedankenlos mit Menschen umzugehen, die ich liebe. Ich habe mich immer nach meinem Vater gesehnt und davon geträumt, er möge noch leben, und beneide jeden, der noch einen Vater hat. Ich bin sicher, dass er mir in vielen Dingen eine große Hilfe gewesen wäre. Noch heute, fast neunzehn Jahre nach seinem Tod fühle ich mich mit ihm verbunden, weit mehr als mit irgendeinem anderen Menschen. Ich fühle mich verletzt, wenn jemand, besonders meine Mutter, etwas Negatives über ihn sagt, und verteidige ihn grundsätzlich. Er war der entscheidende Mensch in meinem Leben und ich habe nur ihn geliebt.

Nach dem Tod des Vaters wechselte ich die Schule. Ich wollte in eine Schule gehen, die höhere Leistungsansprüche stellte, und wollte damit dem Wunsch meines Vaters nach Spitzenleistungen entsprechen. Meiner Mutter sagte ich nicht den wahren Grund für meinen Schulwechsel; ich habe ihr auch später nie wirklich das gesagt, was mich bewegt. Am liebsten wäre ich in das Elite-Internat nach Salem gegangen, aber dort gab es keinen Platz. Ich hielt mich also an Leistungen und erbrachte ausgezeichnete. Kurze Zeit darauf fand ich mich mit 52 kg zu dick, vor allem, weil mein Vater sehr viel Wert auf die äußere Erscheinung gelegt hatte. Ich wollte superschlank werden, eine Modelfigur war mein Traum. Ich hungerte immer weiter, später mit anderen Motiven, und zwar dann, wenn ich verzweifelt und einsam war und mich nach meinem Vater sehnte, und dann, als ich in meinem Studium nicht die Leistungen erbrachte, die ich von mir forderte und meiner Ansicht nach meinem Vater schuldig war; noch später hungerte ich, als ich alles zerstört hatte: mein Leben, meine Leistungsfähigkeit, mein Aussehen – und mich nur noch hasste, mich vor mir ekelte und vor meinem Vater schämte. In der Therapie habe ich erkannt, dass ich nach dem Tod meines Vaters weiter mit ihm und nur für ihn gelebt habe, dass ich offenbar bis heute seinen Tod nicht realisiert und bisher nicht für mich, sondern allein für meinen Vater gelebt habe.«

Mütter von Magersüchtigen erzählen ihre eigene Lebensgeschichte

Es wurde bisher viel über die Mütter von Magersüchtigen gesprochen, hauptsächlich in negativem Zusammenhang. Sie haben wohl großen Anteil am Entstehen der Magersucht, aber natürlich unbewusst und ungewollt und wahrscheinlich auch vermittelt durch die Rolle, die sie als Frau übernommen haben. Die Vermutung liegt nahe, dass die Wurzeln der Magersucht auch in die Problematik der überholten Rollenzuweisungen von Mann und Frau reichen. Die Mütter sind also auf verschiedene Weise in die Magersucht ihrer Kinder verstrickt, nicht zuletzt dadurch, dass sie neben den Betroffenen selbst sicher am meisten unter dieser Krankheit leiden. So empfinde ich es nicht nur als angemessen, wenn auch zwei betroffene Mütter hier direkt zu Wort kommen, sondern ich sehe auch in ihren sicher für viele Mütter in dieser Situation repräsentativen Lebensberichten einen wertvollen Beitrag zu Erklärungsversuchen im Umfeld der Magersucht.

Veras Mutter:
»Als wir heirateten, war ich 21, mein Mann 23, und sehr verliebt. Ich hatte das Abitur hinter mir und eine Volontärzeit in einem Verlag, weil ich ja erst einmal in der Praxis ausprobieren sollte, so mein Vater, ob mir denn Journalismus zu studieren überhaupt Spaß machen würde. Außerdem lohne sich ja ein Studium bei einem Mädchen sowieso nicht, weil es ja bestimmt gleich heiraten würde. Das stimmte genau; mein Mann war mitten in der Doktorarbeit, und die guten Ratschläge seiner Eltern, doch noch zu warten, nützten, wie es in solchen Fällen ist, wenig, und wir heirateten voll Optimismus und mit der Überzeugung, alles besser zu machen als unsere Vorgänger in der Ehekunst. Als äußeres Alibi gegenüber unseren Eltern für unseren frühen Heiratstermin kam uns eine niedliche, billige Wohnung als unwiderstehliche Gelegenheit gerade recht. Natürlich wollten wir uns alles teilen, so begann es einmal, und so war es ja auch zu Beginn. Fehler Nr. 1: Ich gab die Stelle im Verlag auf, ohne einen gleichwertigen Ersatz zu haben, ja ich war im Augenblick sogar froh, den öden Achtstunden-Büroalltag mit der Freiheit der

Zeiteinteilung einer Hausfrau zu vertauschen. Überflüssig zu sagen, dass sich der Glorienschein dieses Glücks schon nach zwei bis drei Wochen verflüchtigte und ich in meiner kleinen aufgeräumten Wohnung mit meiner freien Zeit, Büchern, dem aufgeschlagenen Klavier und dem auf Ideen der freischaffenden Journalistin wartenden PC herumsaß. Als mich mein Mann dann immer häufiger abends heulend im Dämmerlicht vorfand, schlug er mir vor, ich könnte ja, wenn es unbedingt sein müsste, einen Halbtagsjob in der Nähe annehmen, und außerdem schenkte er mir einen Wellensittich. Ausgerüstet mit diesen zwei Trostspendern, startete ich den zweiten Anlauf in eine glückliche Ehe. Doch damals wie heute war das Angebot an qualifizierten Stellen nur auf Ganztagsstellen beschränkt. Außerdem sah ich mich mit ungenierten Fragen wie ›Sie sind doch nicht etwa schwanger?‹ oder ›Wollen Sie bald Kinder?‹ konfrontiert. Wenn ich nur etwas halbwegs Interessantes gefunden hätte, wäre mir ein weiter Weg kein Hindernis gewesen, aber ich kam um die Klippe des Halbtagsjobs nicht herum – übrigens heute, zweiundzwanzig Jahre später, immer noch nicht; inzwischen leicht veränderte Vorzeichen, doch dasselbe Resultat. Wir brauchten damals Geld, denn wir waren von der Voraussetzung, dass wir beide verdienen, bei unserer Ehekalkulation ausgegangen. Ich sollte aber auf gar keinen Fall ganztags arbeiten: ›Meine Frau hat das nicht nötig‹ – so mein Mann. Und ob!! Ich machte Fehler Nr. 2: Ich beugte mich dieser vollkommen unlogischen und egoistischen Forderung meines Mannes und nahm einen uninteressanten Aushilfs-Verkaufs-Vertreter-Job nach dem anderen an. Es bedurfte keiner großen Erleuchtung und auch nicht der unverhohlenen Vorwürfe meiner Eltern, um zu begreifen, dass meine ganze, bis dahin mit viel Mühe begonnene Ausbildung jetzt letzten Endes zu gar nichts nütze war. Der große Frust, der in Wellen wilder Verzweiflung über mich hereinbrach, konnte auch durch den Wellensittich nicht besänftigt werden. Mein Mann war von früh bis spät im Labor, seine Doktorarbeit machte gute Fortschritte, gottlob, das war ja auch die Hauptsache; auch ich sah seine vollständige und gute Berufsausbildung als wichtige Grundlage unserer Zukunft an, dennoch half mir dies wenig bei der Überwindung meines zunehmenden Gefühls der Minderwertigkeit. Ich tat nichts mit meinem Leben, meinen Fähigkeiten, meinen Talenten, ja nicht einmal mit meiner schon begonnenen Ausbildung. Traf ich ehemalige Klassenkameradinnen, fragten sie mich, ob ich schon Kinder hätte, und ich fragte sie, im wievielten Semester oder bei welchem Vordiplom sie gerade seien. Bei allen anderen Fortschritt, bei mir aber nur Rückschritt – so kam es mir jedenfalls vor, und ich glaube, so war es auch. Als gesellschaftliche Höhepunkte boten sich Kaffeenachmittage mit alten Tanten, Abendessen bei den Eltern und ein gelegentlicher Kinobesuch an. Autoausflüge, Auto überhaupt, Urlaub, Theater, Konzerte, Ausgehen, einfach einmal mit Freunden ins Restaurant auf einen Schoppen Wein gehen, alles war zu teuer; natürlich auch ein Baby. Dass mein Mann seinen traditionellen Abend im Schachclub unbedingt weiterführte, erbost mich heute weit weniger als damals. Noch wütender machte mich seine ständige Aufforderung: ›Mach doch auch etwas!‹, wenn ich an so einem Abend da saß und eben als Frau nichts Gleichwertiges finden konnte. Dass diese Situation ein idealer Nährboden für viele kleine Streitigkeiten war, die sich oft an ganz anderen Punkten als an dem eigentlichen Problem entzündeten, ist mir heute viel klarer als damals. Ich dachte an Scheidung, mein Mann sicher auch. Wir hatten beide Angst davor, die gegen viele Widerstände durchgesetzte Ehe offen als gescheitert anzugeben. So erschien uns die ungewöhnliche Möglichkeit eines Sommerjobs für mich im Ausland als eine willkommene Lösung, noch eine Wartefrist für uns herauszuschlagen. Der Erfolg war eindeutig: Der Job machte mir zum ersten Mal Spaß, ich war Reiseleiterin und lernte sehr schnell viel dazu, bekam bald schon eine eigene Filiale, fühlte mich erfolgreich, anerkannt, nicht gelangweilt und hatte auch plötzlich eine Menge Menschen um mich, in meinem Alter, mit meinen Interessen, Bekannte und auch Freunde. Das Verhältnis zwischen meinem Mann und mir profitierte von dieser Grundstimmung, und ich glaube, er selbst auch von den vielen netten Menschen, die er dann auch kennen lernte. Noch heute muss ich Freunde machen, die er mitbenutzen darf, denn er hat keinen einzigen Freund mit in die Ehe gebracht. Auf dieser hoffnungsfrohen Grundlage wagten wir dann den dritten Anlauf, d. h., wir gingen ins Ausland wegen eines Forschungsauftrags meines Mannes, nach Beendigung seiner Doktorarbeit – mit Auszeichnung, versteht sich, wie alles, was er macht. Dass dabei natürlich meine geknüpften Auslandskontakte und aufkeimenden Berufsmöglichkeiten – ich dachte an Reisejournalismus – wieder abgebrochen werden mussten, war selbstverständlich. Die Berufsinteressen des Mannes stehen schließlich an erster Stelle. Die Trennung von der alten Heimat, den Eltern, den alten Gewohnheiten brachte eine Wende in mancherlei

Hinsicht: den Aufbau eines neuen Haushalts mit Haus und Garten, eines neuen Freundeskreises, der im Ausland mehr noch als zu Hause von Bedeutung war. Mein Mann war voll ausgelastet mit seiner neuen Tätigkeit, warf sich, wie immer, wenn er etwas macht, nun mit allen Kräften und perfekt in die Ausstattung des Hauses mit eigenen Konstruktionen, in die Anlage des ›verwahrlosten Gartens‹, wie er ihn nannte, und in den Frei- und Nachtstunden in die Verfassung eines Fachbuches in der neuen Fremdsprache. Wieder war ich allein mit einem Großteil meiner Zeit und meinen Problemen, die mein Mann nicht sah, weil sie für ihn keine waren. Die Geburt unseres ersten Kindes war ein Ereignis in dieser Zeit, auf das ich mich mit viel Freude vorbereitete und auch mit Angst, ob ich dieser Aufgabe wohl gewachsen wäre. Natürlich hoffte ich, dass sich mein Mann dieser Aufgabe mit genauso viel Enthusiasmus und Zeitaufwand widmen würde wie seinen sonstigen neuen Aufgaben und wir somit auch einmal eine gemeinsame Aufgabe hätten. Das Versprechen von einst, alles zu teilen, war längst der Wirklichkeit gewichen, einer Wirklichkeit, in der sich der Mann um seinen Beruf kümmert, die Frau um Haushalt und Kinder, bei Tag und Nacht, wie eh und je, wie bei unseren Müttern und Großmüttern, nur mit dem Unterschied, dass diese damit zufrieden waren, meistens jedenfalls, ich dagegen nicht. Die schönen Redensarten meines Mannes, der sich immer häufiger darüber beklagte, dass ich zu sonst gar nichts mehr käme, waren wenig geeignet, mich zu trösten, noch viel weniger ein konstruktiver Vorschlag zur Hilfe. Der Haushalt ist eine kreative und befriedigende Aufgabe, denn man arbeitet für seine Lieben und nicht für einen Chef. Kindererziehung ist die wichtigste Aufgabe einer Frau, der schönste Beruf, Hausfrau und Mutter zu sein. Er mischte sich in die Erziehung höchstens einmal mit kräftigen Neins ein, wenn er dachte, ich sei schon wieder viel zu nachgiebig. Mein Mann erklärte immer wieder, er würde jederzeit mit mir tauschen, wenn ich genauso viel Geld verdienen könnte wie er. Er wäre dabei bestimmt sehr glücklich, denn er wäre mittags fertig und hätte dann noch den halben Tag für sich. Organisation sei alles, und wenn mir der Tag zu kurz sei, gebe es ein gutes Rezept: früher aufstehen. Dass ich kein Automat bin, der nie müde wird; dass ich abends keine Lust mehr für anspruchsvolle Tätigkeiten habe, von aufwendigen oder anstrengenden ganz zu schweigen, das konnte er nur mit einem verständnislosen Kopfschütteln beantworten. Aber über alle Widerstände und endlos scheinenden Streitereien hinweg begann ich zu studieren, als unsere Tochter in die erste Klasse kam. Den ewigen Forderungen meines Mannes, dass zu Hause alles wie am Schnürchen zu laufen habe, dann hätte er nichts dagegen einzuwenden, konnte ich weder gerecht werden noch konnte ich sie verstehen. Die Belastung dieser Vorwürfe um tägliche Kleinigkeiten, die nicht erledigt waren, weil ich ja unbedingt studieren müsse, war groß, ja sie nahm mir eigentlich die Freude an der Verwirklichung dieses lange gehegten Wunsches. Noch schlimmer war mein eigenes schlechtes Gewissen, weil ich nun nicht mehr 24 Stunden für mein Kind da war, sondern sie ihre kleinen Probleme auch einmal alleine lösen musste und ich die Schritte in ihr neues Schulleben nicht so beobachten und lenken konnte, wie ich es eigentlich für wichtig gehalten hätte. Doch auf der anderen Seite wusste ich, dass dies meine letzte Gelegenheit war, für eine eigene Sache zu arbeiten und etwas zu erreichen. Aber es war wie verhext: Es sollte auch diesmal nicht klappen. Nervlich angespannt bis zum letzten Drähtchen, Haushalt, mein Erstklasskind, mein unzufriedener Managermann, unsere kulturellen und freundschaftlichen Unternehmungen, alles schien mir nur im gehetzten Flugschritt möglich; nie war ich auch nur annähernd fertig, keine Sache konnte ich in Ruhe oder ohne Terminschwierigkeiten erledigen. Dann, zu allem Überfluss, oder vielleicht gerade deswegen, wurden auch schon lange vorhandene chronische Rheumabeschwerden so massiv, dass mich der Hausarzt mit geschwollenen Gelenken in die Rheumaklinik einweisen ließ. Da lag ich nun mit meinen Schmerzen, und die Zeit, die mir sonst unter den Nägeln brannte, war plötzlich endlos. Untersuchungen und Tests wurden gemacht, und als ich nach Wochen wieder nach Hause durfte, hieß es zunächst: kürzer treten und eine Kur machen. Inzwischen hatte ich so viel Zeit zum Nachdenken gehabt – auch die hatte mir ja vorher gefehlt –, dass mir das nun als ein Weg zur Besserung akzeptabel erschien. Die üblichen Schwierigkeiten mussten behoben, die technischen Alltagsprobleme gelöst werden, dann war ich vermutlich zum ersten Mal seit zehn Jahren allein fort. Es tat mir gut. Die Beschwerden wurden wirklich leichter, und ich konnte mehr und mehr ohne Medikamente leben und fing an, mich wieder wohler zu fühlen. Aus diesem Gefühl heraus und aus einer etwas undefinierbaren Mischung von Gefühlen der Dankbarkeit und Empfindungen der verschiedenen Wertigkeit der Dinge im Leben und vielleicht auch aus einer gewissen Torschlusspanik und zugleich als Friedensangebot an meinen Mann – schließlich hatte er es ganz schön schlecht getroffen mit einer so anspruchsvollen und dazu noch kränklichen Frau – entstand die Bereitschaft, der Wunsch – ich weiß es nicht so genau –, ein zweites Kind zu haben. Als ich dann kurz darauf mein zweites Baby erwartete, schien mir alles plötzlich möglich und unproblematisch. Wir hatten ein Au-pair-Mädchen – natürlich auch erst nach unerhörten Kämpfen mit Mann, Müttern und Tanten –, und ich war haushaltsmäßig von vielen täglichen Kleinigkeiten entlastet und konnte mein Studium mit Elan wieder aufnehmen. Das erste Praktikum kam in Sicht, und ich überstand es gut, das zweite auch; mein Mann schien sich an der Situation insofern allmählich zu freuen, als sie sichtbar ihrem Ende entgegenging. In den letzten Wochen vor der Geburt des Kindes konnte ich noch verschiedene notwendige Scheine unter Dach und Fach bringen, die Mappe der Unterlagen war komplett, ich konnte mich endlich zur Schlussprüfung anmelden. Doch wurde nichts daraus. Nach der Geburt des zweiten Kindes – das ersehnte Gegenstück übrigens –, ein zweiter Kaiserschnitt, erholte ich mich nur sehr schlecht. Alles war mir zu viel und die Rheumaplage fiel wieder über mich her. Jeder Tag war für mich ein unüberwindlicher Berg an Schwierigkeiten und Anstrengungen. Das schlechte Gewissen, Mann, Kinder und Haushalt zu vernachlässigen, wich allmählich einem Gefühl der totalen Hoffnungslosigkeit, jemals wieder Grund unter den Füßen zu bekommen. In dieser Situation an eine Prüfung mit ihren überhöhten Anforderungen an Energie, Leistungsfähigkeit und Zeitaufwand zum Vorbereiten zu denken war völlig unsinnig. Umso mehr, als ich mir darüber im Klaren war, dass nur ein Prüfungsergebnis mit einer guten Note einen Sinn gehabt hätte; da wir alle wussten, mit einer 3 keine Chance für eine Stelle zu haben, war ich mir sicher, dass ich es nie schaffen könnte, zumindest zum gegenwärtigen Zeitpunkt nicht. Es war mir auch die Anstrengung nicht wert, ich hatte das deutliche Gefühl, dass nur mehr die Menschen um mich herum, besonders meine Kinder, einer Anstrengung wert wären, und Anstrengung genug kostete mich das bereits, denn ich wollte es gut machen. Wenigstens eine Sache im Leben wollte ich einmal gut machen, denn was hatte ich denn bisher in meinem Leben schon vorzuweisen, das ich wirklich gut gemacht hatte? Mein Mann, Eltern und Verwandte waren mit Vorwürfen aller Art großzügig. Der kurioseste Vorwurf kam jedoch von meinem Mann, als ich ihm auf seine Frage, wann ich denn das Examen machen wollte, antwortete: gar nicht. Ob ich ihn denn die sechs Semester mit meinem Studium umsonst gequält haben wollte, ob denn nicht jetzt wenigstens die Sache mit einem ordentlichen Ergebnis abgeschlossen werden könnte. Dass ich nie ganztags berufstätig sein könnte, war zwar klar, aber nichtsdestotrotz: Eine abgeschlossene Ausbildung hätte ich wenigstens in der Reserveschublade für alle Fälle, sozusagen auch, wenn wir uns einmal scheiden lassen sollten! Diese Frage lag nun auch wieder in der zündstoffgeladenen Luft; er war sehr unzufrieden mit mir, er, der so gegen mein Studium gewesen war, mich immer nur ganz zu Hause wissen wollte, er bedrängte mich nun mit diesem Examen so sehr, dass es darüber wieder zu Streit und Tränen kam. Meine Beteuerungen, dass ich mich gesundheitlich und nervlich diesen Anstrengungen nicht gewachsen fühlte, tat er als schwache Ausreden ab. Wer nur wollte, könnte immer. Meine Erklärungen, dass es unter diesen veränderten Umständen weder sinnvoll noch aussichtsreich erscheine, diese Sache auf Biegen und Brechen durchzuboxen, brachten ihn vollends in Wut. Seine Enttäuschung und Verachtung über mich machten sich in bitteren Worten Luft, von denen mir am meisten im Ohr geblieben ist, dass ich eben noch nie eine Sache zu Ende gemacht hätte und allen Schwierigkeiten im Leben immer aus dem Weg gehen wolle und immer die anderen für mich ausnützte und selbst nie bereit sei, etwas dazu zu tun. Noch während ich das hier schreibe, tut die Erinnerung daran weh, und mich verwundert es eigentlich, dass unsere Ehe nach dieser Zeit überhaupt noch eine Chance hatte, eine sehr schwache allerdings, das muss ich zugeben, denn ich erkannte, dass er eine ganz andere Frau in mir gesucht hatte, als ich je imstande war zu sein und die ich auch nicht sein wollte. Seine Eltern unterstützten ihn kräftig in seinen Vorstellungen, und die meinen nicht weniger. Ebenso war mir klar geworden, dass er wohl nie der Partner und Vater sein würde, wie ich ihn mir gewünscht hatte: menschlich, verständnisvoll, zärtlich, gefühlvoll mit mir und den Kindern. Auch dieses zweite, von ihm so sehr gewünschte Kind konnte ihm von seiner kostbaren Managerfreizeit nur selten ein paar unwillige Minuten abluchsen.

Unser Leben in der damaligen Form und was es mir bedeutete bzw. nicht bedeutete, war mir auf einmal so klar bewusst, dass mir eine Entscheidung, ein neues, anderes Leben anzufangen, nicht schwer gefallen wäre. Ich war nur damals zu schwach dazu, seelisch und auch gesundheitlich, es zu tun. So schleppte ich mich weiter, wie es mir schien, von Tag zu Tag und konzentrierte mich mit allen meinen Fasern auf das Werden und Gedeihen meiner Kinder. Alles andere vernachlässigte ich darüber bis zu einem gerade noch erträglichen Maß. Vielleicht hoffte ich, eine Sache einmal wirklich gut und mit Erfolgserlebnissen zu machen. Ich war zufrieden damit, ja, ich hatte viel Freude daran. Beide Kinder entwickelten sich prächtig, wenn auch grundverschieden. Meine Tochter kam ins Gymnasium und machte ihre Sache gut; Michael fand im Kindergarten seinen Platz, und mit beiden freute ich mich über die täglichen Fortschritte. Mit beiden versuchte ich, die verschiedenen sich entwickelnden Schwierigkeiten gleich zu Beginn zu besprechen, zu lösen und ihnen zu helfen, ihren Weg ins heutige komplizierte Leben zu finden. Sogar bei meinem Mann machte die jahrelang praktizierte Haltung resignierten Desinteresses gegenüber allem, was Kindererziehung anging – er hätte es viel besser von Anfang an gemacht, konsequenter vor allem, das war sein Lieblingsslogan –, einem wachsenden Erstaunen Platz. Ja, es fielen sogar gelegentlich anerkennende Wort über die positive Entwicklung der Kinder. Eine Wende zum Positiven war deutlich zu spüren, auch in unserer Beziehung. Bemerkungen seiner Eltern: ›Mit Vera hast du aber Glück gehabt‹, oder umgekehrt, ebenso unlogisch: ›Mit Michaels Erziehung hapert es gewaltig‹, konnten zwar noch Wut in mir aufschäumen lassen, taten mir aber nicht mehr so weh wie früher. Ich war unabhängiger von ihrer Meinung über mich und meine Leistungen geworden, und immer sicherer, dass es so, wie ich es in den letzten Jahren gemacht hatte, richtig gewesen sei. Nicht zuletzt sprach der Erfolg ja auch für mich, endlich auch ein Erfolg! Keiner von den vielen, die mein Mann schon im Laufe seines Lebens vorzuweisen hatte: Er schrieb ein Buch, er baute ein Haus mit vielen bewunderungswürdigen Einzelheiten aus und um, er baute immer weiter, außen und innen, im Dach und im Keller, im Garten, ohne Ende, mit immer neuen, von allen bewunderten Projekten. Nein, keiner von diesen augenfälligen Erfolgen war es, der mich froh und stolz machte, sondern eben dieser unauffällige, aber deutlich spürbare Erfolg zweier prächtiger, wohl gelungener Kinder, an denen ich auch meinen Anteil hatte. Schon wollte ich aufatmen, meine Hände sozusagen in den Schoß legen und seufzen: Das Schwierigste wäre geschafft – als die Magersucht meiner Tochter auftrat. Und da stehe ich jetzt wieder und frage mich: Was habe ich falsch gemacht?

War diese Erziehung doch kein Erfolg?

War alles umsonst?«

Julias Mutter:

»Ich kann im Rückblick meinen Werdegang als junges Mädchen und Frau nicht anders als in vieler Hinsicht typisch sehen. Meine Klassenzugehörigkeit: einzige Tochter einer so genannten Akademikerfamilie, Mutter Hausfrau, die allerdings gelegentlich geschäftliche Dinge für meinen Vater bearbeitete, meine Umwelt mit der besonderen Prägung des Kleinstadtlebens, in dem man seine Stellung und Rolle in der Gesellschaft hatte, beobachtet von den anderen, eine Religiosität, die zum Puritanismus tendierte, und Erziehungsprinzipien, geprägt von Autoritätsdenken, Konformismus und Leistungsdenken. Man war den Künsten zugetan, solange sie sich konventionell gaben, stand aber dem Intellekt im Allgemeinen mit Misstrauen, wenn nicht mit Feindseligkeit gegenüber.

Meine Schulzeit verlief problemlos, zumindest was die Leistungen anbelangte. Ich machte mein Abitur und durfte – auch hier gab es keine Probleme – das Universitätsstudium meiner Wahl ergreifen. Da in unserer Stadt keine Universität war, durfte ich also mit 19 Jahren das Zuhause verlassen, ergriff ein geisteswissenschaftliches Studium, weil das meinen Neigungen entsprach. Es fiel mir anfangs schwer, ich erlitt fast so etwas wie einen Kulturschock, war mir doch in der Familie und in dem Mädchengymnasium, das ich besuchte, Kunst nur in der Verbrämung von Sentimentalität begegnet. Meine relative Selbstständigkeit, die ich zunächst wie eine Befreiung aus der Gefangenschaft empfand, konnte aber nur nach und nach ausgelebt werden, ein mühsamer Prozess, und – wie die Zukunft zeigen sollte – es ist mir nicht gelungen, ihn zu einem für mich befriedigenden Ende zu führen. Gewiss war es mein gutes Recht, mich zunächst einmal treiben zu lassen, mir viel zu viel auf einmal zuzumuten, was das Studium anging und meine Beziehungen zu anderen Menschen. Ich wollte alles auf einmal, wollte fliegen, aber man hatte mir doch meine Flügel gestutzt. Wohin ich wollte, wusste ich nicht; meine Ziellosigkeit, meine Unreife, ich sah sie nicht. Wer hätte mich denn aufklären können, war doch gerade diese Unreife das Zielprodukt meiner Erziehung gewesen.

Noch nie zuvor war der Zustrom von jungen Frauen auf die Universitäten so groß gewesen. Ein Zeichen von Emanzipation? Eine Chance für die Emanzipation gewiss, die ich wie viele andere, die ihr Studium nicht beendeten, damals einfach nicht zu nutzen wusste. Es fehlte nicht an akademischen Fähigkeiten. Ich habe termingemäß und mit guten Noten meine Seminarscheine gemacht und Zwischenprüfungen abgelegt. Dennoch wurden wir mit dem Leben nicht fertig, namentlich nicht mit den Problemen der Sexualität. Sie war noch immer *das* große Tabu der Zeit, selbst unter uns Studenten. Die Offenheit, mit der heute selbst reaktionäre Frauenzeitschriften etwa über Empfängnisverhütung aufklären, sie gab es zumindest für Unverheiratete damals nicht. Unsere Beziehungen versuchten wir voreinander zu verbergen, vor allem aber vor unseren Eltern zu Hause.

Nach sechs Semestern und einem Studienjahr im Ausland heiratete ich einen Studenten. Das Entsetzen der Eltern war grenzenlos. Man hatte mich wohl bewusst auf einen meiner Klasse entsprechenden Heiratsmarkt geschickt, in der Hoffnung, Erwartung, dass ich dort einen Akademiker finden werde, aber einen etablierten! Nun erwartete ich ein Kind, mein Mann war Engländer, ich würde mit ihm nach England ziehen, was allerdings für meine Eltern die beste Lösung war: Man würde so zu Hause dem Gerede entgehen. So verließ ich mit knapp 24 Jahren meine Familie, meine Freunde und mein Land.

Mein Mann stand zum Glück kurz vor seinem Abschlussexamen. Ein Dreivierteljahr lebte ich bei meinen Schwiegereltern in Südengland. Meinen Mann, der in Wales studierte, sah ich in dieser Zeit kaum. In seinen letzten Semesterferien wurde unser Sohn geboren. Ich habe mich später über diese geradezu an Schwachsinn reichende Leichtfertigkeit, diesen blinden, unreflektierten Optimismus gewundert, mit dem ich mich in meiner ersten Studienzeit auf das Leben einließ.

Ich habe meine Ehe und Mutterschaft durchaus bejaht. Erst im Nachhinein ist mir klar geworden, was für einen Einschnitt in meiner eigenen Entwicklung beides bedeutete. Ich hatte schließlich nichts gegen meinen eigenen Willen unternommen: Meine jetzige Existenz entsprach meiner Wahl. Weil ich die ersten Monate nach der Geburt meines Sohnes noch in einer Familiengemeinschaft lebte, zumal in einem Haus, in dem beträchtlicher Wohlstand herrschte und wo man mich grundsätzlich akzeptierte, ist mir die totale Abhängigkeit von Mutter und Kind zunächst nicht so bewusst geworden. Ich konnte die Sorge um das Kind mit meiner Schwiegermutter teilen, und es blieb mir sogar Zeit, in wenigen Monaten den entsprechenden Schulabschluss nachzuholen (ein deutsches Abitur wurde damals noch nicht anerkannt), der mich zu einem Hochschulstudium berechtigt hätte.

Dann zogen wir als Kleinfamilie in eine winzige Londoner Wohnung. Ich war zum ersten Mal allein mit Kind und Haushalt, und es sollte sich bald zeigen, wie wenig ich meinen Aufgaben gewachsen war. Hatte ich doch von jeher mit studentischer Arroganz Hausarbeit als niedrig und geisttötend angesehen und als Studentin in chaotischer Unordnung achtlos zufrieden, weil nur für mich selbst verantwortlich, gelebt. Von Kinderpflege hatte ich mir nie so recht eine Vorstellung gemacht. Nun wurden diese Angelegenheiten zu Zwängen, die oft meine ganze körperliche und seelische Kraft beanspruchten. Ich kenne viele junge Mütter, die diese Zeit blendend schaffen, sie machen alles mit Methode, was ich nie, auch heute noch nicht, so ganz gelernt habe. Es hat mich immer aus meinem Heim hinausgezogen, in das Leben der Großstadt, das vor meiner Haustür anfing, ich konnte das damals noch ausnützen. Zwar wurde mein Studium zunächst aufgeschoben, die materiellen Umstände zwangen dazu, aber alles in allem war ich mit meinem Leben einverstanden.

Das sollte sich ändern, als ich das zweite Kind erwartete. Ich war selber als Einzelkind groß geworden und hatte in dieser Situation die Wurzel meines Unglücklichseins als Kind gesehen (man erwartet von einem Einzelkind größere Anpassung). In meiner Phantasie hatte ich mich als Kind mit imaginären Geschwistern umgeben, die die Aufmerksamkeit meiner Eltern von mir ablenkten. Ich freute mich auf ein Geschwisterchen für meinen Sohn. Die konkreten Folgen aber waren vor allem für mich so einschneidend. Wie für viele junge Leute waren die Mieten für eine größere Wohnung in der Stadt unerschwinglich, wir zogen in ein kleines Haus in einem abgelegenen Vorort. Das Los der ›grünen Witwe‹ erwartete mich. Ich habe es als schmerzlich empfunden: den Verlust der Großstadt mit ihren Ablenkungen, die Monotonie der Vororte, die kein Eigenleben hatten, die denkbar schlechte Infrastruktur, die Kontaktlosigkeit. Was bringt es auch letztlich, mit freundlichen Nachbarn über das Wetter und das Wohlergehen der Kinder zu reden. Erst in späteren Jahren sollte sich die Lage bessern. Im Nachhinein sind mir die sechs Jahre, die wir dort gelebt haben, kurz erschienen. Die Monotonie des Tagesablaufs lähmte jedes Gefühl für Zeit. Ich befand mich in der typischen Lage von Millionen von jungen Frauen, die unter den gleichen gesellschaftlichen Bedingungen sich einzig um das Wohlergehen ihrer Kleinstfamilie bemühten, die ihre ›Frauenrolle‹ erfüllten. Eines Tages schrieb mir mein Hausarzt, den ich wegen einer

Kinderkrankheit gerufen hatte, außer den Antibiotika für meinen Sohn, ohne dass ich ihn darum gebeten hätte, ein Rezept für Antidepressiva auf. ›Das können Sie brauchen‹, meinte er. Tatsächlich brauchte ich die Antidepressiva nicht. Es gelang mir von selbst, mich in einen Zustand psychischen Halbschlafs zu versetzen, mich fühllos und taub zu stellen, um nicht zu leiden. Doch auch die Momente der Auflehnung, meine Verzweiflung und Wut, die mich gelegentlich überkamen, waren mir nicht unwillkommen. Entstand aus diesen Stimmungen doch letztlich der Impuls, etwas für mich zu tun, meine Situation zu ändern.

Ich habe mich oft gefragt, wie sich in jenen Jahren meine Stimmungen auf die Kinder ausgewirkt haben könnten. Sie, die Kinder, waren mir – wir waren uns – ja total ausgeliefert. Ich hatte noch nicht einmal einen Kindergartenplatz für sie finden können, der sie für ein paar Stunden täglich von mir getrennt hätte. Meine und ihre Chance kam mit ihrem Schulanfang. In England werden die Kinder mit 5 Jahren eingeschult. Auch die ganz Kleinen werden in den öffentlichen wie privaten Grundschulen ganztägig betreut, bekommen auch ein Mittagessen. Was für ein Segen für die Mütter, von dem sich deutsche Frauen keine Vorstellung machen können. Ich habe es später erfahren, als wir wieder in Deutschland lebten und die Kinder gelegentlich sechs Stunden hintereinander Unterricht hatten, meist aber nur wenige Stunden. Bei Unterrichtsausfall wurden selbst die Jüngsten oft ohne vorherige Benachrichtigung der Eltern einfach nach Hause geschickt. Unser Grundschulsystem ist eine pädagogische Kuriosität und es ist absolut frauenfeindlich.

Als meine Tochter eingeschult wurde, nahm ich mein Studium wieder auf. Im Rückblick scheint es mir unwesentlich, dass damals mein Tagesablauf eine einzige Hetze war. Noch immer war die Sorge für die Kinder, Haus und Garten allein mir angetragen. Dazu kamen die täglichen Fahrten nach London zu meinem College, Seminararbeiten, mein erstes Examen … Keine Rede davon, dass ich etwa wieder ein Studentenleben geführt hätte, aber ich hatte ein Ziel, Erfahrungen, die ich mit anderen teilen konnte. Wenn es auch nicht leicht war, in zwei Welten zugleich zu leben, ich fühlte mich dabei sehr gut. Diese Zielstrebigkeit, die Reife, die mir bei meinem ersten Anlauf zum Studium gefehlt hatten, nun besaß ich sie.

Es wäre alles problemlos abgelaufen, wenn mir nicht die berufliche Laufbahn meines Mannes ein zweites Mal einen Strich durch die Planung gemacht hätte. Als ich etwa die Hälfte meiner Studienzeit hinter mir hatte, wurden wir ins Ausland versetzt. Seither leben wir im Dreijahresrhythmus in drei Ländern, ein abwechslungsreiches Leben, das durchaus seinen Reiz hat, aber auch seine eigene Problematik mit sich bringt. Zwar wartet auf meinen Mann jeweils eine höhere Position, am Tag nach seiner Ankunft bezieht er sein neues Büro; wer aber schafft ein neues Heim, hilft den Kindern über einen neuen Schulanfang hinweg, wer tröstet über den Verlust von Freunden und vertrauter Umwelt? Es ist mir trotzdem gelungen, mein Abschlussexamen zu machen. Auch habe ich, wo immer wir auch lebten, eine berufliche Tätigkeit ausüben können; nur musste ich mich freilich beschränken: Meine Qualifikationen von einer englischen Hochschule werden im Ausland grundsätzlich nicht anerkannt, ich kann also von Glück sagen, wenn ich eine Teilzeitarbeit gefunden habe, und muss mich mit schlechten vertraglichen Bedingungen und einer Bezahlung, die jeder Beschreibung spottet, zufrieden geben. Eine Kompromisslösung!

Freilich, dass ich nun beruflich nicht so eingespannt bin wie andere Frauen, die voll im Arbeitsleben stehen, erleichtert mir die Doppelrolle der berufstätigen Frau.

Ein Gefühl der Bitterkeit, das ich – ich weiß es – mit vielen anderen Frauen teile, werde ich jedoch nicht los. Warum war es so selbstverständlich für meinen Mann, dass er seinen Weg gehen würde? Es wurde erwartet, dass wir, d. h. die Kinder und ich, ›funktionierten‹. Wenn es Probleme gab, bedingt etwa durch die vielen Umzüge von einem Land ins andere, so waren sie zu beseitigen; das war meine Aufgabe. Wozu waren wir also da? Um Nestwärme für den Karrieremann zu schaffen. – Meinen eigenen Bemühungen um Selbstständigkeit stand er zwar mit Sympathie gegenüber, ich musste mich nicht ›gegen‹ ihn durchsetzen, aber doch ›ohne‹ ihn. Eine echte Partnerschaft hat nie bestanden. Auch hat er für sich persönlich Rechte in Anspruch genommen, die er mir selbst nie zugestanden hat.

Wir wissen es inzwischen: Der Kampf, den die Frau um ihre Emanzipation führt, ist nicht ein Kampf gegen den Mann, sondern gegen die Gesellschaft. Der Mann ist seinerseits von Kindheit an Zwängen unterworfen, nur sind es Zwänge anderer Art, da ihm ja die Gesellschaft auch eine andere Rolle als die der Frau vorschreibt. Nur: Die Ungleichheit beginnt in der Familie, die wir dann selbst gründen. Wir Ehefrauen, wir Partnerinnen haben nur zu gut gelernt, unsere eigenen Bedürfnisse zurückzustecken, um dem Mann den Weg zu ebnen.

Die Kinder endlich! Was immer ich auch versucht habe, aus meinem Leben zu machen, sie waren stets der Mittelpunkt, ich habe sie mit Freude heranwachsen sehen. Wenn auch besonders die ersten Jahre für mich schwierig waren, ich erst lernen musste, die Unbändigkeit ihres natürlichen Wesens als Kleinkinder nicht zu sehr zu zügeln, so habe ich doch, glaube ich, bald eine Form gefunden, mit ihnen vertraut zu werden, mit ihnen umzugehen. Wie so viele Mütter/Väter meiner Generation wollte ich es anders machen als meine Eltern. Das bedeutete Umdenken, Zurückstecken autoritärer Verhaltensweisen. Ich habe eigentlich gar nicht den Eindruck, dass ich sie erzogen habe oder erziehen wollte, ich habe sie eher sich entwickeln lassen. Das offene Gespräch war für mich die Basis einer jeden Auseinandersetzung, zumindest habe ich mich stets darum bemüht. Ein bisschen zugespitzt wohl war meine gelegentliche Behauptung, dass ich eigentlich eine allein erziehende Mutter sei. Der Vater aber, der ›Patriarch‹, dem vor allem das reibungslose Funktionieren der Familie am Herzen zu liegen schien, er war trotz allem ein Patriarch mit liebenswerten Eigenschaften. In seiner knapp bemessenen Freizeit, beim Spiel mit den Kindern entfaltete er seine ganze Liebenswürdigkeit, seinen Witz, Geist und Phantasie. Ich sah gelegentlich nicht ohne Eifersucht, wie ihm, der eigentlich nur eine Randfigur im Leben der Kinder war, wie ihm also ganz unverdienterweise die Liebe der Kinder zuflog. Was hatte ich im Grund erwartet? Dass man sich Liebe verdienen sollte? Hatte ich auf eine Art von Komplizenschaft der Kinder mit mir gegen den Vater gehofft? Ich habe das nie aktiv angestrebt, aber unterschwellig mag eine derartige Erwartung schon vorhanden gewesen sein. Man hat uns einmal eine ›Bilderbuchfamilie‹ genannt. Ich finde, dass dies genau das trifft, was zumindest ich projizieren wollte, nicht nur nach außen hin, sondern auch in dem, was unser eigenes Selbstverständnis als Familie betraf. In dem Bewusstsein der ganzen Problematik unserer Ehe- und Familiengemeinschaft, meiner grundsätzlichen Zweifel an diesen Institutionen überhaupt, war mein ganzes Bestreben dennoch darauf ausgerichtet, dass unsere Gemeinschaft erfolgreich sein sollte.

Heute sehe ich darin einen möglichen Ansatzpunkt für die Krankheit meiner Tochter. Hat sie den grundsätzlichen Widerspruch in meiner Haltung gesehen, gefühlt, oder stärker noch: Hat sie ihn als eine Täuschung empfunden?

Die Magersucht meiner Tochter brach wie eine Katastrophe über uns herein. Die Krankheit entwickelte sich rapide und ohne Besserungsphasen. Auch herrschte nicht lange Unklarheit über die Art der Krankheit, wir hatten sie schon nach wenigen Monaten diagnostiziert, und es dauerte nicht lange, bis wir sie in die Klinik einliefern mussten.

Meine Hilflosigkeit, meine Verzweiflung über das Versagen aller Hilfsversuche, aber auch die Wut angesichts der Provokation, als die ich ihr krankhaftes Verhalten empfand – die Krankheit erschien mir als schlechthin absurd –, und zuletzt die Angst vor dem Tod des geliebten Kindes sind mir nur zu sehr gegenwärtig. Langsam beginne ich, einiges zu verstehen. Meine so enge freundschaftliche Beziehung zu meinem Kind, die sich gerade in den letzten Jahren so lebhaft entwickelt hatte, war mir so bedeutsam erschienen wie die Erfüllung einer Hoffnung, eines Traums, im Rückblick auf meine eigene Kindheit und mein gestörtes Verhältnis zu meiner Mutter. Sie machte mich stolz und glücklich, diese Beziehung. Ich habe meiner Tochter viel äußere Freiheit gelassen, sie durfte eigentlich über ihre ganze Freizeit selbst bestimmen. Aber vielleicht war sie im emotionalen Bereich zu abhängig von mir. Gerade weil sie so außergewöhnlich sensibel war – wie ein Seismograph reagierte sie auf die geringste Erschütterung in ihrer Umwelt –, weil sie nichts, was sie bedrückte, verdrängen, von sich abweisen konnte, glaubte ich, immer für sie da sein zu müssen. Was aber oder wer denn bin ich in ihren Augen? Ich fange an zu begreifen: Gerade in ihrem Alter, nicht länger Kind und auf der Suche nach einer neuen Identität, mag es ihr die Nähe zwischen uns unmöglich gemacht haben, sich zu distanzieren, jene kritische Haltung anzunehmen, die die natürliche Basis für die Entwicklung der eigenen Persönlichkeit ist. Meine Frage: Warum identifiziert sie sich mit meinen Problemen, es sind doch meine, nicht die ihrigen, es handelt sich doch um mein Leben, meine Beziehung zu meinem Mann und meiner Umwelt … Ich beginne langsam, eine Antwort darauf zu finden.«

Veras Mutter schließt ihren Bericht mit Fragen: »Was habe ich falsch gemacht? War diese Erziehung doch kein Erfolg? War alles umsonst?« Julias Mutter sagt am Ende: »Ich beginne langsam, eine Antwort zu finden.« Damit sind wichtige Phasen eines Prozesses des Bewusstwerdens gekennzeichnet. Dieser Prozess ist lang und sicher auch schmerzhaft, denn diese Frauen – und sie sind keine

Ausnahmen – haben jahrelang versucht, die ihnen zugewiesene Rolle perfekt zu erfüllen und gleichzeitig zu verdrängen, dass sie ihre Situation im Grunde als unbefriedigend empfanden, weil sie ihren anfänglichen Ansprüchen und Vorstellungen von persönlicher Entfaltung und Verwirklichung der eigenen Möglichkeiten in dieser Rolle nicht entsprechen konnten. Die Magersucht der Tochter bricht nicht nur in die mit allem Engagement aufrechterhaltene Harmonie der Familie ein, sondern erschüttert auch das eigene, mit vielen persönlichen Opfern angestrebte Idealbild einer Frau und Mutter. Die Krankheit rührt auch bei den Müttern an die Grundfesten der eigenen Existenz und stellt für sie einen Lebenseinschnitt dar; er fällt bei vielen mit der Lebenskrise der mittleren Jahre zusammen. Ich glaube, die Mütter von Vera und Julia haben die Herausforderung verstanden und angenommen. Wie ihre Töchter sind auch sie auf dem Weg zu einem neuen Selbstverständnis.

Mit diesem neuen Selbstverständnis der Mütter und Töchter könnte in den betroffenen Familien der Keim für ein neues Verstehen und Vertrauen gelegt sein, das die einzelnen Familienmitglieder verbindet, ohne sie in ihrer »personalen Eigenheitssphäre« einzuengen.

Therapie der Magersucht

Probleme im Vorfeld der Therapie

Die Selbstanalysen der magersüchtigen Mädchen haben die Komplexität des Krankheitsgeschehens Magersucht verdeutlicht. Sie haben verabsolutierte Erklärungsversuche wie »Nichtakzeptieren der weiblichen Rolle«, »Angst vor Sexualität«, »Angst vor Schwangerschaft«, »Angst vor dem Erwachsenwerden«, »Pubertätskrise« zu Schlagworten werden lassen, die allenfalls punktuell ihre Berechtigung haben, ansonsten aber mitverantwortlich sind für die gefährliche Verharmlosung der Krankheit. Diese Schlagworte unterstützen die irrige Annahme von Eltern und auch nicht wenigen Ärzten, die Magersucht löse sich nach der Pubertät entweder in Wohlgefallen auf oder aber lasse sich mit erzieherischen und einfachen medizinischen Maßnahmen aus der Welt schaffen. Die Anorexia nervosa hat eine schlechte Prognose, wenn sie unbehandelt bleibt oder aber eine angemessene Therapie zu spät beginnt.

Die Behandlung der Wahl ist bis heute die Psychotherapie, und zwar im Rahmen von Einzel-, Gruppen- und Familientherapie. Im Vordergrund stehen psychodynamisch und lerntheoretisch orientierte Methoden, die nicht selten kombiniert werden. Es wird stationär, tagklinisch teilstationär oder ambulant behandelt. Kriterien für die Indikation einer stationären Behandlung sind: lange Krankheitsdauer, gefährliches Ausmaß des Untergewichtes, Fixierung der anorektischen Symptomatik, gescheiterte ambulante Vorbehandlungen, Spannungen im familiären Bereich, die eine Gesundung im Elternhaus nicht mehr erwarten lassen können. Die stationäre oder teilstationäre Behandlung ist nur dann sinnvoll, wenn im Anschluss daran die psychotherapeutische Arbeit ambulant fortgesetzt wird. Den Versuch, eine Psychotherapie von Anfang an ambulant durchzuführen, halte ich dann für vertretbar, wenn die Krankheitsdauer relativ kurz ist und die Familiensituation günstige Voraussetzungen erkennen lässt. Zeigen sich während der ambulanten Behandlung in einem vorher eingegrenzten Zeitraum Ansätze zur Überwindung der anorektischen Symptomatik, kann weiter ambulant therapiert werden.

Voraussetzung eines jeglichen therapeutischen Eingreifens ist die Diagnose, und hier beginnt bereits die Problematik. Die Diagnose Magersucht wird spät gestellt, d. h., es vergehen nicht nur Monate, sondern häufig Jahre, bis die Krankheit erkannt wird. Ausschlaggebend dafür ist der harmlose Beginn mit Diäten, die von einer Vielzahl junger Mädchen durchgeführt werden. Erinnern wir uns an die Berichte der Patientinnen: »Es fing alles ganz harmlos an.« Es wäre aber abwegig, wollten nun alle Eltern in Panik geraten, deren Tochter sich einer Diät unterzieht, denn gemessen an der Häufigkeit, mit der sie gemacht werden, ist die Magersucht eine seltene Erkrankung. Auch ist es nicht so, dass die anfängliche Diät, wenn auch häufiger Einstieg, Ursache der späteren Erkrankung ist. Wie wir gesehen haben, muss eine Fülle von Faktoren zusammenkommen, damit ein Mädchen magersüchtig wird, Faktoren, die nicht selten bis in die frühe Kindheit zurückreichen.

Die Übergänge von der üblichen Diät zur Magersucht sind fließend. Im Frühstadium gibt es keine Anhaltspunkte, die deutlich machen, dass die Grenze zur Magersucht überschritten wurde, doch irgendwann – der Zeitpunkt ist ganz unbestimmt – fallen Verhaltensweisen und Beschwerden auf, die ein an Magersucht erkranktes Mädchen von denen unterscheiden, die harmlose Schlankheitskuren machen und gesund bleiben. Noch einmal zusammengefasst, sind dies in Verbindung mit Hungern und Gewichtsabnahme über ein vernünftiges Maß hinaus: auffallende Essgewohnheiten wie extrem langsames Essen, Essen mit Stäbchen, Löffeln von Flüssigkeiten, Auswendiglernen von Kalorientabellen, Abwiegen von Nahrungsmitteln, Vermeiden gemeinsamer Mahlzeiten; vermehrter Umgang mit Nahrung wie Einkaufen, Kochen, Backen, Lesen von Kochbüchern, Mästen der Familie bei eigener Nahrungsverweigerung; Gewichtsabnahme trotz reichhaltiger Nahrungszufuhr, wobei der Verdacht des Erbrechens nahe liegt; Klagen über Appetitlosigkeit, Völlegefühl, Übelkeit, Verstopfung, Frieren, Ausbleiben der Menstruation; vor allem aber fanatisches Weiterhungern trotz Bitten und Ermahnungen der Eltern. Weitere, eher allgemeine, für die Anorexia nervosa aber typische Phänomene in Kombination mit übermäßigem Hungern sind: Leistungssteigerung, übertriebene sportliche Aktivitäten sowie Schlaf- und Konzentrationsstörungen, depressive Verstimmungen, Gereiztheit und Rückzug in die Isolation.

Bereits in dieser Phase suchen betroffene Mädchen nicht selten Hausärzte, Internisten, Gynäkologen, nicht aber Psychotherapeuten oder gar Psychiater auf.

Selbstverständlich wird die Diagnose von einer Reihe der Kollegen schon zu diesem relativ frühen Zeitpunkt gestellt, leider aber nicht von der Mehrzahl. Kommen magersüchtige Mädchen auf Drängen der Eltern in die Sprechstunde, so sind sie in der Regel bemüht, ihre Symptomatik zu verharmlosen mit dem Anliegen, den Arzt zu täuschen und die Eltern zu beruhigen, um dann weiterhungern zu können. Ärzte, die das Gewicht entweder nur erfragen oder in Kleidung feststellen, kommen ihnen, ohne es zu wollen, besonders entgegen. Gewichtsangaben, die auf diesem Weg erzielt werden, sind in der Regel nicht verwertbar, da die magersüchtigen Mädchen gerade in Bezug auf ihr Gewicht mit raffinierten Methoden zu täuschen verstehen. Werden dann keine ernsten medizinischen Befunde erhoben, die erst zu einem späteren Zeitpunkt festgestellt werden können, sind alle Beteiligten zunächst einmal wieder beruhigt und kostbare Zeit vergeht. Ebenso vergeht kostbare Zeit, wenn die Ärzte zwar die Diagnose Anorexia nervosa stellen, aber mit ungeeigneten Mitteln versuchen, das Krankheitsgeschehen zu beeinflussen. Ungeeignete Mittel sind: Verordnung appetitanregender Präparate, Verschreibung von Stärkungsmitteln und Vitaminpräparaten, Mahnungen, mehr zu essen, oder Ratschläge an die Eltern, strenger und härter mit ihrer Tochter umzugehen. Bleibt die Menstruation in der Pubertät aus, sollte man bei gleichzeitigem Untergewicht an Magersucht denken. Häufig aber werden Antikonzeptiva, die »Pille«, verordnet und damit nicht selten erreicht, dass die durch die Pille hervorgerufene Abbruchblutung über die weiterbestehende Zyklusstörung hinwegtäuscht und die betroffenen Mädchen der Annahme sind, nicht mehr magersüchtig zu sein, da sie ja wieder menstruieren.

Aber selbst dann, wenn Kollegen die Diagnose stellen und eine Psychotherapie als angezeigt ansehen, ist der Weg dorthin in der Regel noch lang; einmal, weil eine derartige Behandlung von den Eltern, ganz zu schweigen von den Betroffenen selbst, häufig abgelehnt wird und weil es an Therapeuten und Institutionen mangelt, die diese Krankheit behandeln. Die Schwellenangst vor Psychotherapeuten und Psychiatern oder gar psychiatrischen Einrichtungen ist groß, besonders für Familien, die sich als intakt, harmonisch und psychisch stabil erleben und nicht einsehen können, dass ihre Tochter, die weiterhin ausgezeichnete Leistungen erbringt, mit ihrem Hungertick psychisch krank ist. Eine psychische Erkrankung in einer scheinbar intakten Familie mutet geradezu absurd an. Die Eltern weisen nicht selten auf ihre eigene Kindheit und Jugend hin, in der sie teilweise vieles entbehren mussten, und sie sind der Überzeugung, dass sie selbst weit mehr Grund gehabt hätten, psychisch krank zu werden, als ihre Tochter, der alles geboten wird. Außerdem heben sie hervor, dass die Geschwister der magersüchtigen Tochter, bei (wie sie glauben) gleicher Erziehung, psychisch unauffällig sind.

Besonders die Väter halten erzieherische Maßnahmen am geeignetsten, um dem in ihren Augen pubertären Verhalten zu begegnen. So verständlich dies sein mag, nicht zuletzt, weil die Magersüchtigen nicht nur den Familienfrieden stören, sondern eine gesamte Familie an den Rand der Verzweiflung bringen können, so sinnlos sind erzieherische Maßnahmen in Bezug auf die Beeinflussung der Krankheit. Sie sind nicht nur sinnlos, sondern leider dazu angetan, das pathologische Verhalten der Magersüchtigen zu verstärken. Die Berichte der betroffenen Mädchen enthalten genügend Beispiele dafür. Nicht selten geben die Magersüchtigen dem Druck der Eltern nach, mehr zu essen, um anschließend zu erbrechen. Dann ist es meist nur eine Frage der Zeit, bis nicht nur die Nahrung, die bei den Mahlzeiten zugeführt wird, anschließend wieder erbrochen wird, sondern zusätzlich Fressanfälle auftreten, die das Suchtverhalten verstärken und damit die Prognose weiter verschlechtern. Während Väter die Magersucht mit erzieherischen

Maßnahmen bewältigen wollen, wünschen Mütter häufig Ratschläge, wie sie ihren Töchtern im familiären Bereich wieder zu einem normalen Essverhalten verhelfen können. Es fällt ihnen schwer, gerade diese Tochter, an die sie sich besonders gebunden fühlen, in die Hände eines Psychotherapeuten zu geben. Dennoch bleibt es eine Tatsache, dass Eltern bei noch so gutem Willen chancenlos sind, die schwere psychische Störung zu beeinflussen, bei der die Essstörung nur die Spitze eines Eisberges ist.

Aus den Selbstanalysen Betroffener haben wir bereits erfahren, welchen Gewinn die Kranken selbst aus der Magersucht ziehen. Diese Krankheit gibt ihnen Halt und Stärke, sie ist ihnen Gradmesser ihrer Leistungsfähigkeit und damit ihrer Persönlichkeit. Daraus ist es verständlich, dass sie sich lange gegen jeden wehren, der ihnen dieses teuer erkaufte Gut nehmen möchte. Sie weisen eine Behandlung zurück aus dem Gefühl, man wolle ihnen das Liebste, was sie haben, nehmen, ohne ihnen Alternativen zu bieten. Andere haben das Gefühl, allein »schuld« an ihrem Zustand zu sein, und fühlen sich daher auch verpflichtet, sich allein zu helfen.

Aber solange die Betroffenen eine psychotherapeutische Behandlung ablehnen, kann diese nicht begonnen werden, auch wenn die Eltern darauf bestehen möchten, vor allem, wenn die Tochter noch minderjährig ist. Eine Psychotherapie gegen den Willen eines Menschen ist nicht durchführbar. Das heißt natürlich nicht, dass es mit einer anfänglichen Ablehnung sein Bewenden haben muss. Der Therapeut, dem ein magersüchtiges Mädchen vorgestellt wird, sollte sich mit aller Behutsamkeit bemühen, mit dem Mädchen ins Gespräch zu kommen und zu versuchen, es von der Notwendigkeit einer Behandlung zu überzeugen.

Anders ist die Situation, wenn aufgrund akuter Lebensgefahr eine sofortige somatische Behandlung zur Abwendung des Todes eingeleitet werden muss und die Patientin sich dagegen sträubt. In diesem sehr seltenen Fall müssen die Angehörigen selbst bei einer volljährigen Kranken dafür Sorge tragen, dass ihr Leben, auch ohne ihr Einverständnis, gerettet wird. Die Behandlung gegen die Einwilligung eines Menschen ist für alle Betroffenen eine schwere Belastung. Sie stellt nicht zuletzt ein ethisches Problem dar, mit dem sich vor allem der Arzt auseinander setzen muss. Aus zahlreichen

Gesprächen mit Magersüchtigen habe ich die Erkenntnis gewonnen, dass der erklärte Todeswunsch dem Gefühl der Ausweglosigkeit und der Sehnsucht nach dem Auslöschen des gegenwärtigen quälenden Zustandes entspringt, aber mit der Realität des Todes nichts zu tun hat. Die Magersüchtigen wollen im Grunde nicht sterben, sie haben Angst davor. Daraus ziehe ich meine Hoffnung, dass auch Magersüchtige, die, ohne es zu wollen, somatisch behandelt wurden, doch noch den Weg in eine Psychotherapie finden können.

Im Folgenden beschreiben Magersüchtige ihren Weg in die Behandlung.

Magersüchtige entschließen sich zu einer Therapie

Bettina:
»Als mein Vater eines Tages sagte: ›Wir gehen zu einem Gespräch in die Klinik‹, fühlte ich mich unheimlich hintergangen. Er hatte ohne mein Wissen einen Termin ausgemacht. Ich war entsetzt, äußerte mich aber meinen Eltern gegenüber mit keinem Wort. Je näher der Termin kam, umso größer wurde meine Angst. Ich fühlte mich wie vor meiner Hinrichtung und dachte nur: Ich mag dort nicht hin. So etwas Gemeines! Vergessen war die Nacht vor einigen Wochen, in der ich aus lauter Angst zu sterben nicht mehr schlafen konnte, vergessen, wie hilflos und leer ich mich damals gefühlt hatte, vergessen meine Angst, allein nicht mehr aus diesem Teufelskreis herauszukommen, vergessen die täglichen Auseinandersetzungen mit meinen Eltern.

Dann waren wir in der Klinik und mussten auch noch warten. Mein Vater schlich herum wie ein Tiger in einem Käfig. Meine Mutter kämpfte mit den Tränen. Ansonsten herrschte peinliche Stille und eisiges Schweigen. Im Gespräch mit der Therapeutin zeigte meine Mutter als erstes mein Konfirmationsbild, mit Tränen in den Augen. Ich hätte am liebsten laut aufgeschrien. Oh, wie ich dieses Bild hasste! Eine brave, pausbäckige, rausgefressene, lächelnde

Konfirmandin! Ich hätte das Bild am liebsten vor den Augen aller zerfetzt. Ich hasste meine Mutter, wie sie sich an diesem ekligen Bild in Tränen auflöste und sich hineinsteigerte, wie hübsch ich damals gewesen sei. Einfach lächerlich. Aber ich wagte nicht, den Mund aufzumachen, starrte auf den Boden und fühlte mich leer und hilflos. Doch dann, im Verlauf des Gespräches, dachte ich auf einmal, hier ist jemand, der mich versteht, und ich erhoffte mir von dieser Ärztin, die ich gerade erst eine Stunde kannte, sie würde mir sagen, ich sollte in der Klinik bleiben. Und dann empfahl sie tatsächlich eine stationäre Behandlung. Mir fiel nicht nur ein Stein, sondern sogar ein Steinbruch vom Herzen. Mein Vater wollte auf gar keinen Fall zustimmen und meinte, ob man das nicht ganz einfach mit mehr Druck und ein paar gescheiten Brotzeiten regeln könnte. Mir schnürte es das Herz zusammen, und ich hoffte nur inständig, die Ärztin würde auf ihrem Vorschlag beharren, und sie tat es. Ich freute mich darauf, in die Klinik zu kommen. Endlich gab es jemanden, der offenbar begriffen hatte, wie schlecht es mir ging, und gottlob gaben meine Eltern schließlich klein bei und willigten in eine Behandlung ein. Als wir die Klinik verließen, wagte ich nicht, meinen Eltern in die Augen zu schauen, so schämte ich mich. Mein Vater hatte auf dem Gang der Station geweint, und mir war klar geworden, wie viel ich ihm bedeutet und wie sehr ich ihn enttäuscht hatte.

Zu Hause wurde kein Wort über die Klinik gesprochen. Ich war froh darüber, weil ich mich schämte, doch im Stillen freute ich mich darauf. Als dann aber der Termin für meine Aufnahme feststand, wurde mir doch ganz schön mulmig. Auf was hatte ich mich da eingelassen! Ich schlief nachts kaum noch, wusste aber dennoch und sagte mir immer wieder: Das ist deine Chance, ansonsten gehst du drauf. Ich wollte nicht an dieser Krankheit sterben, nein, nein und nochmals nein. Der Abschied auf ungewisse Zeit fiel mir schwer, besonders von meinem Vater.«

Anja:
»Irgendwann wusste ich nicht mehr weiter. Ich war nur noch verzweifelt, hasste mich und ekelte mich vor mir selbst. Ich weiß nicht, was aus mir geworden wäre, wenn ich damals eine Behandlung abgelehnt hätte. Vielleicht säße ich gerade wieder vor einer riesigen Kuchenmenge; vielleicht wäre ich auch schon längst tot. Aber ich entschloss mich, zu einem Gespräch in die Klinik zu gehen.

Zum ersten Mal in meinem Leben saß ich einer Psychiaterin gegenüber; ich schämte mich in Grund und Boden und war sicher, kein Wort herauszubringen. Und dann – wie lange dieses Gespräch dauerte, weiß ich nicht mehr – riet meine spätere Therapeutin mir zu einer stationären Behandlung. Ich war schockiert; so hatte ich mir das nicht vorgestellt: ein Vierteljahr in einer Klinik, noch dazu in einer Klinik für Psychiatrie! Sofort schoss es mir durch den Kopf: Was sagen die anderen, meine Eltern, Geschwister und vor allem meine Arbeitskollegen? Gleichzeitig aber wusste ich eines: Wenn ich jetzt Nein sage, kneife ich wieder und werde niemals gesund. Und ich sagte zu.

Als ich dann auf der Straße stand, war ich wie benommen und fing an zu heulen. Ich glaube, ich war das erste Mal seit langer Zeit richtig traurig; traurig, so viele Jahre hindurch schon eine so grauenhafte Krankheit zu haben. Ich ging zur U-Bahn hinunter und starrte auf die Schienen. Wieder war das Gefühl da, mit dem Leben Schluss zu machen. Aber nein, das durfte nicht sein; ich wollte nicht feige sein. Die U-Bahn kam und ich stieg ein. Ich war bereit, eine Behandlung zu machen, selbst in einer Klinik für Psychiatrie.«

Katja:
»Mein Vater unterstützte meinen Wunsch, von zu Hause auszuziehen, weil er der Überzeugung war, dass ich weniger fressen und erbrechen würde, wenn es auf meine eigenen Kosten ginge. Ich zog also aus. Mit dem Erbrechen wurde es tatsächlich weniger, dafür aber aß ich kaum noch etwas. Nach einem Jahr Psychotherapie erklärte mir meine Therapeutin, sie könne die ambulante Behandlung nicht mehr verantworten. In einer internistischen Klinik wurde ich künstlich ernährt und mit Zusatznahrung aufgepäppelt. Mein gestörtes Essverhalten änderte sich aber nicht. Durch Süßigkeiten, die Besucher mir mitbrachten, fraß ich mir das nötige Gewicht an, das mir versprach, in einer psychosomatischen Klinik aufgenommen zu werden. Dann aber stellte sich heraus, dass ich monatelang auf einen Platz dort warten musste. Eine andere psychiatrische Klinik war bereit, mich aufzunehmen. Ich ging hin, brach aber die Therapie nach einem halben Jahr wieder ab. Außer extremen Gewichtsschwankungen und Betrügereien wie Wassertrinken vor dem Wiegen war mein gestörtes Essverhalten nicht anders geworden. Dann beschloss ich, zunächst mein Examen zu machen, und bestand es tatsächlich. Ich fraß und erbrach zwar weniger, war aber nicht ge-

sund und wollte unbedingt eine Behandlung machen, die mich endgültig von dieser Krankheit befreien sollte. Ich war schon zu lange krank; die acht Jahre meines Lebens mit der Magersucht waren ein Grauen gewesen. Ich wollte endlich leben.«

Michaela:

»Eines Tages, im Verlauf meiner Krankheit, wusste ich, dass ich mir allein nicht mehr helfen konnte. Ich ging in eine Psychoanalyse. Endlich konnte ich über meine Probleme sprechen und erkannte viele Ursachen meiner Krankheit. Leider aber änderte sich an meinem gestörten Essverhalten nichts; im Gegenteil, es wurde schlimmer. Die Fressanfälle häuften sich und liefen immer ritualisierter ab.

Nach einem Jahr machte meine Therapeutin mich auf einen Zeitungsartikel über Magersucht aufmerksam. Dort las ich Genaueres über die Krankheit, ihre Gefahren und Behandlungsmöglichkeiten. Der Artikel traf genau auf mich zu. Vor allem der Gedanke, dass man richtiges Essverhalten wieder neu lernen muss, ließ mich intensiver über diese Behandlung nachdenken. Doch ich hatte wahnsinnige Angst vor einer psychiatrischen Klinik und Angst, meinen Eltern von meiner Krankheit zu erzählen. Sie waren völlig ahnungslos, sie wussten nicht einmal etwas von meiner Psychoanalyse.

In der Klinik erkundigte ich mich zunächst noch nach der Möglichkeit einer ambulanten Verhaltenstherapie. Die Argumente dagegen aber klangen einleuchtend. Eigentlich wusste ich selbst, dass ich schon viel zu lange ein fixiertes Fress-Erbrechens-Ritual hatte. Innerhalb der nächsten Monate änderte sich dann langsam meine anfänglich negative Einstellung zur Klinik, vor allem, weil ich mich nach Lesen dieses Artikels selbstkritischer beobachtete und mehr und mehr begriff, wie schwer mein Verhalten und Denken gestört waren. Dann wollte ich auf einmal so schnell wie möglich in die Klinik. Ich war am Ende meiner Kraft, und es war mir völlig egal, wer von meiner Krankheit erfahren und was mit meinem Studium würde. Ich kam auf die Warteliste, und endlich war dann ein Platz frei.«

Gabriele:

»Manchmal konnte ich die Verfallserscheinungen, die ich an mir feststellte, nicht mehr beiseite schieben und bekam Angst, doch irgendwann an der Magersucht zu sterben. Bei allem, was ich tat und vorhatte, fühlte ich mich durch diese Krankheit behindert. Ich konnte mich zu nichts mehr aufraffen, ohne dass es mich große Anstrengungen kostete. Abends kroch ich hundemüde und frierend ins Bett, um nach unruhigem Schlaf erschöpft wieder aufzuwachen. Zum Lernen brauchte ich wesentlich länger als sonst, denn meine Gedanken waren nur noch beim Essen oder Nichtessen.

Meine Mutter bedrängte mich so lange, zu einem von ihr bereits informierten Psychiater zu gehen, bis ich schließlich hinging. Aber ich war so wütend, dass sie mich wieder in die Enge getrieben hatte, dass ich dem Psychiater nichts von mir erzählte und nicht wieder hinging. Ich entschloss mich vielmehr endgültig, allein aus meiner Lethargie herauszukommen. Auf weitere Ratschläge meiner Familie reagierte ich nur noch mit Aggressionen.

Doch dann schickte mir meine Tante einen Bericht über Magersucht und ihre Behandlung. Wieder war ich empört, dass meine Familie mich einfach nicht in Ruhe lassen konnte. Doch dann fand ich die Beschreibung über die Behandlung akzeptabel und ließ mir einen Termin in der Klinik geben. Dort stellte man es mir frei, ob ich eine ambulante oder stationäre Behandlung machen wollte. Ich fühlte mich absolut nicht klinikreif und war der Meinung, dass dies nur für Mädchen mit lebensgefährlichem Untergewicht nötig sei. Zum Glück hatte ich viel Zeit für eine endgültige Entscheidung, da in der Klinik kein Platz frei war.

Zu Hause kam es weiter zu Auseinandersetzungen, vor allem mit meiner Mutter. Eines Tages, nach einem Fressanfall, sagte sie mir, dass mein Verhalten sie anwidere, sie mich anormal fände und mein Anblick sie krank mache. Mir wurde klar, dass ich von zu Hause fort musste, wollten meine Mutter und ich uns gegenseitig nicht immer weiter zerstören. Außerdem fühlte ich mich inzwischen körperlich, seelisch und geistig so miserabel, dass ich nicht nur den Spannungen zu Hause entfliehen wollte, sondern in der Klinik einen Rettungsanker sah, um vielleicht doch noch von meiner Krankheit befreit zu werden. Diesmal drängte mich niemand, ganz im Gegenteil: Meine Mutter war, für mich uneinfühlbar, auf einmal sogar gegen die Klinik. Ich entschloss mich zu einer stationären Behandlung ganz allein, weil ich es wollte.«

Claudine:

»Zugegeben, ich war schon ziemlich dürr, als ich in den Sommerferien in einem Reiterhof die Reitlehrerin vertrat und täglich mindestens vier Stunden ritt. Es strengte mich sehr an, aber ich redete mir ein, umso angesehener zu sein, je mehr ich leistete. Die besorgten und mitleidigen Gesichter der Reitgäste ignorierte ich total, d. h., sie gefielen mir sogar.

Dann kam meine Tante zu Besuch. Sie war geschockt, als sie mich sah, beobachtete mich in den folgenden Tagen viel genauer, als meine Eltern es bisher getan hatten, und sie durchschaute meine Lügengeschichten sofort. Sie fixierte mich, wenn ich Essen im Restaurant unter den Tisch warf oder es in der Serviette verschwinden ließ. Sie sprach mich darauf an, aber ich habe gelogen wie gewohnt und war sicher, dass sie mir meine fadenscheinigen Lügen abnahm. Aber sie tat es nicht. Sie sprach mit meiner Mutter und machte ihr Vorwürfe, weil sie mich nicht schon lange in eine Behandlung geschickt hatte. Meine Mutter war verzweifelt, fühlte sich schuldig und drohte sogar mit Selbstmord. Die Vorstellung, meine Mutter, meine beste, liebste und einzige Freundin, zu verlieren, brachte mich in Panik. Ich war zu allem bereit, auch, zu einem Gespräch in eine Klinik zu gehen.

Bis dahin hatte ich nur an meine Mutter gedacht und daran, dass ich sie retten musste. Als ich dann aber Näheres über die Magersucht erfuhr, ihre Ursachen und Folgen, ging es auf einmal eindeutig um mich und ich fühlte mich angesprochen. Eine lebensbedrohliche Krankheit – das erschreckte mich doch sehr, denn sterben wollte ich auf gar keinen Fall, davor hatte ich riesige Angst. Und so stimmte ich der vorgeschlagenen Behandlung zu.

Auf der Heimfahrt fing meine Mutter auf einmal an zu weinen. Darauf reagierte ich mit Wut, denn schließlich hatte sie doch erreicht, was sie wollte. Sie aber machte sich nun gerade deshalb Vorwürfe und wollte nicht, dass ich in die Klinik gehe. Sie meinte, dass sie dorthin gehöre und nicht ich. Aber ich ließ mich von meinem Entschluss nicht mehr abbringen.«

Henriette:

»Ich wollte sterben. Mir war klar, dass ich alles gehabt hatte, alles hätte haben können und nun nichts mehr besaß, weder gutes Aussehen noch Erfolg. Mein Leistungsstreben, mein Perfektionismus hatten sich in das Gegenteil verkehrt. Meine Schuldgefühle wurden größer, das ständige Lügen und Theaterspielen war nicht mehr zu ertragen. Der Kreislauf Hungern–Fressen–Erbrechen hielt mich gefangen und ich konnte mich nicht mehr daraus befreien. Ich war ein Versager und Lügner, verzweifelt und einsam. Aber ich konnte und wollte mich niemandem anvertrauen. Jedes Leben erschien mir besser als mein eigenes unehrliches Leben, jede schwere Krankheit, jeder reale körperliche Schmerz wären mir lieber gewesen als die Magersucht, mit der ich leben musste und aus der es kein Zurück mehr in das reale Leben gab.

Sooft ich mit Bahn oder Auto unterwegs war, wünschte ich mir zu verunglücken, um endlich nicht mehr da zu sein. In meinem Nachtdienst in der Klinik saß ich am Bett Sterbender und beneidete sie um ihr Sterbendürfen. Ich las Todesanzeigen und fragte mich, warum es gerade diejenigen trifft, die noch eine Zukunft haben. Für mich gab es keine mehr, ich wollte sterben, aber nicht an der Magersucht. Niemand sollte die wahren Gründe jemals erfahren, vielleicht, weil ich mir diese Krankheit nicht eingestehen wollte, und vielleicht, weil ich von niemandem Verständnis erwartete. Ich fürchtete mich nicht vor dem Tod, wichtig war nur, dass die Methode so sicher war, dass es keine Rettung gab. Ich sammelte Tabletten und holte Informationen über diverse Gifte ein, aber ich wollte dann ein Skalpell nehmen. Mit einem Skalpell konnte ich mich besser zerstören, sichtbarer auch für die Umwelt. Ich wollte meine ganze Wut und meinen Hass an mir auslassen und mich und auch meine Mutter auf diese Weise bestrafen.

Dann, im Februar, als ich mit einer Hepatitis im Krankenhaus lag, hatte ich endgültig beschlossen, dass ich dieses erniedrigende und entwürdigende Leben nicht mehr weiterführen wollte. Ich wäre am liebsten dort gestorben, da war es ruhig und friedlich, aber das ging nicht, und so fing ich an, meinen Selbstmord zu planen. Als Termin setzte ich mir die Pfingstferien. Bis dahin konnte ich meine Sachen ordnen und dann wollte ich unauffällig verschwinden. Ich zählte die Tage. Es war eine schlimme Zeit.

Im Mai habe ich dann zufällig – ich las zu diesem Zeitpunkt schon nicht mehr regelmäßig die Zeitung – einen Artikel über Magersuchttherapie gelesen. Ich habe einen Brief an die Klinik geschrieben, um meine eigene Krankengeschichte zu schildern. Ich selbst wollte keine Therapie mehr, weil mir jede Hilfe zu spät erschien, aber ich wollte zu mehr derartigen Zeitungsartikeln anregen, in der Hoffnung, man könnte jüngere Magersüchtige vor einem Leben, wie ich es gelebt hatte, schützen. Heute denke ich allerdings, dass ich damals doch noch auf Hilfe gehofft habe. Ich bekam Antwort und sollte anrufen, was ich nach ein paar Tagen tat. Ich wurde mit meiner zukünftigen Therapeutin verbunden und wir machten einen

Termin für ein Gespräch in München aus. So bin ich nach München gefahren mit Gepäck für ein Wochenende und Rückfahrkarte, obwohl ich wusste, dass es für mich kein Zurück mehr geben konnte.«

Beschreibung eines Drei-Phasen-Therapie-Modells

Wir entwickeln am Max-Planck-Institut für Psychiatrie in München seit 1982 Behandlungsprogramme für Magersucht. Zunächst fand die Behandlung auf einer offenen psychiatrischen Station, zusammen mit anderen Kranken, statt. Die stationäre Aufnahme von magersüchtigen Patientinnen erfolgte je nach Verfügbarkeit eines Bettes. Die Behandlung dauerte im Durchschnitt fünf Monate. 1989 haben wir europaweit die erste Tagklinik für Essstörungen eröffnet. Im Frühjahr 1994 sind wir in neue Räume außerhalb der Klinik gezogen. In dieser »Tagklinik« finden auch die Gruppengespräche mit unseren ambulanten Patientinnen statt. Auf dem gleichen Gelände stehen uns Wohnungen mit insgesamt 30 Wohnplätzen für unsere Patientinnen zur Verfügung. Aus der Tagklinik ist ein Therapie-Centrum für Ess-Störungen geworden, wir nennen es TCE.

Unser Therapie-Modell gliedert sich in drei Phasen:
1. Motivationsphase (1 Monat)
2. Tagklinische Phase (4 Monate)
3. Ambulante Phase (4 Monate)

Ziele der Motivationsphase sind: eine tragfähige Therapiemotivation aufzubauen, die Patientinnen über Inhalte und Ziele der Therapie zu informieren und den Kennenlernprozess untereinander einzuleiten.

In der intensiven Therapiephase, der Tagklinikphase, werden auf allen Ebenen des therapeutischen Zugangs Veränderungsprozesse angeregt, kurz- und längerfristige Ziele definiert und Problemlösungsstrategien erprobt. In dieser Phase wird es der Patientin durch die tägliche intensive Arbeit und die umfassende Betreuung erleichtert, ihr Symptomverhalten im geschützten Rahmen aufzugeben und auftretende Konflikte zu bearbeiten. Die Rückkehr in das vertraute soziale Umfeld am Abend nach der täglichen Therapie ermöglicht die unmittelbare Erprobung neuer Verhaltensweisen außerhalb der »Insel« Klinik. In dieser Therapiephase werden die Weichen für Erfolg oder Misslingen einer langfristigen Krankheitsbewältigung gestellt.

In der ambulanten Phase sind die Patientinnen in ihrem täglichen Leben weitgehend auf sich gestellt. Die Gruppe bietet emotionalen Halt und die Möglichkeit therapeutischer Bearbeitung von Hintergrundproblemen der Krankheit.

Der erste Kontakt zum TCE wird meistens telefonisch über Kollegen (Hausärzte, Gynäkologen, ambulant behandelnde Psychotherapeuten), die Mütter der Magersüchtigen, von den Betroffenen selbst und sehr selten über die Väter hergestellt. Bei dieser Gelegenheit wird unsererseits ein Gespräch mit den Kranken und deren Angehörigen vorgeschlagen. Wir stellen den magersüchtigen Mädchen frei, ob sie dieses Gespräch mit einer Therapeutin allein oder im Beisein ihrer Eltern führen möchten. Wir setzen zum Ziel, die Diagnose zu überprüfen, ggf. über eine notwendige Behandlung im Einzelnen zu informieren, die Bereitschaft zur Behandlung aufseiten der Patientin zu erkunden und sie dazu zu motivieren. Ausschlaggebend für eine Psychotherapie ist neben der Bereitschaft zur Behandlung der körperliche Zustand der Magersüchtigen. Bei Lebensgefahr steht zunächst die somatische Behandlung im Vordergrund, ebenso dann, wenn der Organismus so geschwächt ist, dass eine Psychotherapie noch nicht möglich ist. In diesen Fällen kann die Überweisung auf eine internistische Station oder sogar eine Intensivstation angezeigt sein.

Das erste Gespräch mit uns vor Therapiebeginn ist für viele Patientinnen mit großen Unsicherheiten und Ängsten besetzt. Die wenigsten Magersüchtigen, die zu einem Vorgespräch kommen, stimmen einer Behandlung sofort und ohne jeden Vorbehalt zu. Wir versuchen zunächst zu vermitteln, dass wir die Ängste vor einer Psychotherapie verstehen und nicht die Absicht haben, zu etwas zu drängen, was nicht bejaht werden kann. In diesem Gespräch versuchen wir allerdings auch unser Krankheitsverständnis der Magersucht zu vermitteln, das über die vordergründige Betonung der Symptome wie Hunger, Bewegungsdrang oder Gewichtsverlust hinausgeht. Oft schlagen wir ein Gespräch mit Magersuchtpatientinnen vor. Häufig nimmt ein solcher Austausch unter Gleichgesinnten die Schwellenangst und eröffnet die Möglichkeit eines Auswegs aus dem Teufelskreis der Magersucht. Auch die Teilnahme an Gruppengesprächen, zu denen wir eine ablehnende oder sehr zögernde Gesprächspartnerin einladen, kann eine positive Veränderung bewirken. Im Unterschied zu anderen Patientinnen fühlen sich magersüchtige Frauen schnell solidarisch und bilden fast so eine Art Schicksalsgemeinschaft. Sie sprechen untereinander bemerkenswert offen über ihre Symptome und entlasten sich dabei gegenseitig von dem oft mehrjährigen Druck des Schweigens, der Täuschungen und der Lügen.

Am Anfang der Behandlung steht eine Reihe von Untersuchungen, die die körperliche Verfassung der Patientinnen bestimmen und im Verlaufe der Therapie wiederholt werden.

Das Krankheitsverständnis der Magersüchtigen reicht in der Regel zu Beginn der Therapie nicht über die äußeren anorektischen Symptome hinaus. Entsprechend erwarten sie von der Therapie zu Beginn auch lediglich eine Normalisierung ihres gestörten Essverhaltens. Dies gilt nicht für Patientinnen, die schon ambulant eine Psychotherapie gemacht haben. Die Berichte der magersüchtigen Mädchen in diesem Buch zeigen, dass das Krankheitsverständnis im Verlauf der Behandlung wächst. Das Erkennen und Transparentmachen der zugrunde liegenden Probleme ist ein wichtiges Ziel unserer therapeutischen Arbeit. Wir versuchen vom ersten Tag an bewusst zu machen, was an Motiven, Erlebnissen, Problemen, Ängsten, Enttäuschungen und Erwartungen das komplexe Krankheitsgeschehen der Magersucht vorbereitet bzw. verursacht haben könnte. Darüber hinaus werden die Patientinnen, wie schon erwähnt, dazu angeleitet, möglichst nach jeder therapeutischen Sitzung schriftliche Aufzeichnungen zu machen und eigenständig das Besprochene zu reflektieren. Dabei ermutigen wir sie auch, problemzentrierte Themen schriftlich zu bearbeiten und sie in den Therapiesitzungen zu besprechen. Wir halten allgemein therapiebegleitende persönliche Aufzeichnungen von Patientinnen im Verlaufe einer Psychotherapie für einen wichtigen Beitrag im Sinne der Krankheitsbewältigung. Die Entlastungsfunktion, die das Schreiben über sich selbst haben kann, das assoziative Denken und Erinnern, das es in Gang setzt, sowie die potenzielle Erkenntnisförderung wirken sich positiv auf die Therapie aus. Am Anfang ist es meistens sehr schwer, die magersüchtigen Mädchen zum Schreiben zu motivieren, häufig weil sie Angst haben, über sich, ihr Leben und ihre Familie nachzudenken, aus der Furcht, Negatives zuzulassen, was ihrem Wunsch, perfekt zu sein, entgegensteht. Im Verlauf der Behandlung wird das Schreiben jedoch für die meisten Magersüchtigen zu einer positiven Erfahrung in der Auseinandersetzung mit sich selbst, sodass sie es nach der Beendigung der Therapie weiter fortsetzen.

Nach Beendigung der Motivationsphase nehmen wir 24 Patientinnen mit Magersucht und/oder Bulimie an einem bestimmten Tag gemeinsam in die Klinik auf. Sie kommen jeden Tag – auch am Wochenende – morgens um 8.30 Uhr in die Klinik, verbringen den Tag nach einem festgelegten Stundenplan, gehen um 17.00 Uhr nach Hause und bleiben somit in ihr soziales Umfeld integriert. Sie gestalten den Rest des Tages auch in Bezug auf ihre weitere Nahrung in eigener Verantwortung. Die Patientinnen sind aktiv an der Organisation des Tagklinikalltags beteiligt, mit Küchen- und Einkaufsdienst, Hilfestellung und Rückmeldung untereinander, bei der Beeinflussung essgestörter Symptome, Mitbetreuung von Patientinnen in der Krisenintervention, Einladen von Familienangehörigen und Freunden und Mitarbeit bei Informationsveranstaltungen über Ess-Störungen.

In der tagklinischen Phase wird mit einer Kombination der folgenden Therapiebausteine gearbeitet:
- Verhaltenstherapie
- Ernährungsprogramm
- kreative Therapie
- Körperwahrnehmungstherapie
- Entspannungstraining

- Förderung der sozialen Kompetenz
- Selbstdokumentation
- Familiengruppentherapie
- Therapeutische Wohngruppe

Eine zweigleisige Behandlung der Magersucht, die sowohl die Hintergrundproblematik als auch die anorektische Symptomatik angeht, erscheint notwendig. Nach unserer Erfahrung ist weder die einseitige Aufdeckung und Aufarbeitung der psychischen Probleme noch die alleinige Behandlung der äußeren Symptome geeignet, die Magersucht zu bewältigen.

Der Entschluss zur Aufgabe des Symptoms ist in unserem Krankheitsverständnis der erste Schritt zur Veränderung und Voraussetzung für die Krankheitsbewältigung. Die Patientinnen berichten übereinstimmend, dass symptomatisches Verhalten die Fähigkeit zu einer differenzierten Selbstwahrnehmung herabsetzt. Viele Patientinnen werten es als eine entscheidende Funktion der Symptome, schmerzliche oder andere intensive Gefühle, Wahrnehmungen und Erlebnisse nicht mehr hautnah spüren zu müssen. Erst die bewusste willensgesteuerte Aufgabe des Symptoms im geschützten Rahmen der Therapie ermöglicht ein Wiederwahrnehmen oder sogar ein erstmaliges Wahrnehmen konflikthafter Gefühle, Gedanken und Erinnerungen. Unterschiedliche therapeutische Aktivitäten helfen, die Aufgabe des Symptoms erträglich zu machen, neue spezifische Problemlösungsstrategien und Kompetenzen zu ergänzen und aufzubauen.

Die Ernährungstherapie beginnt mit der Bestandsaufnahme des bisherigen Ernährungsverhaltens. Durch praktisches Training soll adäquates Essverhalten erlernt werden. Dazu gehört die Einhaltung von 6 Mahlzeiten am Tag, die Zubereitung der Mahlzeiten, das Kochen und Essen in einer Kleingruppe, gemeinsames Einkaufen, abendliche Verabredungen zum Restaurantbesuch und Teilnahme an einem einmal pro Woche stattfindenden Mittagsbuffet.

Die Patientinnen verpflichten sich zu Beginn der tagklinischen Phase, nicht nur ihr gestörtes Essverhalten aufzugeben, sondern zuzunehmen. Für jede Patientin wird in Absprache mit dem Team und der Gruppe eine Zielvorgabe hinsichtlich ihres zu erreichenden Gewichtes festgelegt. Um eine Überforderung der Patientin zu vermeiden, werden ihnen die Nahrungsportionen zunächst zugeteilt. Für Patientinnen mit einem extrem niedrigen Gewicht ist das Essen in stündliche Mahlzeiten aufgeteilt.

Im Verlauf der Therapie soll die Zunahme in kontinuierlicher Form mit 500 g bis maximal 1 kg pro Woche erfolgen. Nach dem Mittagessen besprechen die Patientinnen das aktuelle Ess- und Symptomverhalten jeder einzelnen Patientin, entwickeln im Problemfall alternative Verhaltensstrategien und treffen gegenseitige Vereinbarungen.

Karoline:

»Ich fühlte mich meinem kranken selbstzerstörerischen Willen restlos ausgeliefert. Unzählige Versuche, Macht über die Krankheit zu gewinnen, waren gescheitert. In den langen Jahren meiner Magersucht waren mir die letzten 2 Jahre wie ein aussichtsloser Kampf erschienen und ich hatte mich selbst so gut wie aufgegeben. Als ich die Therapie begann, war mir jedes Mittel recht, das versprach, der Qual ein Ende zu machen. Ich war erleichtert, die Verantwortung für mein Essen abgeben zu können. Schon nach einigen Tagen hatte ich das Gefühl eines kleinen Fortschritts, eines ersten Erfolges in dem bisher aussichtslosen Kampf. Dies gab mir Auftrieb und Ansporn. Ich hatte plötzlich wieder Hoffnung und etwas Selbstvertrauen. Das ständige Kreisen der Gedanken um Essen trat allmählich zurück, und ich fand Zeit und innere Ruhe, über andere Dinge nachzudenken. Im Laufe der Zeit lernte ich, wieder Mahlzeiten zu mir zu nehmen und nicht wie sonst Kalorien. Ich verlor die Angst vor Nahrungsmitteln, die ich mir jahrelang als Tabu auferlegt hatte. Ich glaube sicher, ohne Essprogramm hätte ich sie einfach nicht essen dürfen. Die Überdimensionalität in Bezug auf die Menge wurde im Laufe der Zeit zur akzeptierten Normalität. Ich gestand mir Hunger und Appetit wieder ein. Die Erfahrung mit dem Essen und durch das Essen ließ viele aufgebaute Einbildungen und Tabus grotesk erscheinen, und die gesunde Vernunft tat ihr Übriges und gewann mit diesen Einsichten endlich die Oberhand. Die kranke Ideologie, die selbst geschaffene Logik der Krankheit wurde allmählich entkräftet, ging nicht mehr auf und fiel in sich zusammen. Immer wieder kamen Spannungen und Angst vor dem zu schnellen Zunehmen bzw. vor dem Dickwerden an Stellen, an denen ich es nicht wollte, in mir auf. Aber durch das Erlernte wurde der alte Automatismus angehalten. Das wiederum war die Voraussetzung, schrittweise wieder in Selbstverantwortung zu essen und mich endlich mit dem auseinander zu setzen, was allem zugrunde lag.«

Anja:
»Ich war froh, dass das Essprogramm endlich begann und wenigstens für ein paar Wochen bestimmt wurde, wie viel ich essen sollte. In dieser Zeit hatte ich keine Angst, zu viel zu erwischen, und konnte das Essen genießen. Der Drang zu fressen aber war nicht vorbei. Er kam immer dann, wenn ich frustriert war oder mich geärgert hatte, vor allem dann, wenn ich meinen Bauch zu fett fand und in Panik geriet, weiter zuzunehmen.

Als ich wieder selbst bestimmte, wie viel ich aß, setzte es ein paar Mal so richtig aus. Das viele Essen, die freie Wahl, und wieder war es da, dieses miese, kribbelige Gefühl. Wieder kamen sie, die vielen Ameisen, die in meinem Magen herumkrabbelten und Krieg gegeneinander führten. Die einen hatten Hunger und wollten viel viel zu fressen, und die anderen weigerten sich, auch nur einen Bissen zu essen. Ich vertraute mich einem Mädchen aus der Gruppe an, das inzwischen meine Freundin geworden ist. Sie hielt mich zurück, wenn der Drang übermächtig wurde, in die Küche zu laufen und den Eisschrank leer zu räumen. Abends ging es mir am besten. Ich kaufte das ein, was mir besonders gut schmeckte, bereitete es liebevoll zu und teilte mir mein Essen genau ein. Inzwischen hatte ich gelernt, wie viel ich essen musste und durfte, um mein Gewicht zu halten. Ich kam nicht in Versuchung, mir Torten und Schokolade zu kaufen wie zu meinen Fresszeiten, denn ich wollte gesund werden und sagte mir bei Versuchungen immer wieder, wie blöd es wäre, die harten mühsamen Monate, die ich bis dahin gut überstanden hatte, mit einem Schlag wieder kaputtzumachen. Außerdem hätte ich mich niemals getraut zu fressen, weil ich mich vor den anderen zu sehr geschämt hätte. Ich glaube, ich wäre vor lauter Scham abgehauen, um keinem in die Augen schauen zu müssen.«

Neben dem Essprogramm sollen regelmäßig stattfindende Gruppentherapiesitzungen helfen, die der Magersucht zugrunde liegenden psychischen Probleme zu erhellen, die Krankheitseinsicht zu fördern und zu vertiefen und nach neuen Möglichkeiten der Problembewältigung, Selbstfindung und Selbstverwirklichung zu suchen, die tragfähiger sind als die letzten Endes destruktive Magersucht. Die Gruppengespräche finden für die Tagklinikpatientinnen mindestens zweimal wöchentlich und einmal wöchentlich für die Patientinnen in der ambulanten Behandlungsphase statt. Auch hier kommen Verbundenheit und Vertrautheit der Magersüchtigen untereinander zum Ausdruck, was aber Spannungen, Empfindlichkeiten und Rivalitäten nicht ausschließt.

Wie wir gesehen haben, kann die Familie einen großen Anteil an der Entstehung, Fixierung und Aufrechterhaltung der Magersucht haben. Von daher ist es einleuchtend, dass die Familie über die Erhebung der Krankengeschichte hinaus in die Therapie mit einbezogen wird, besonders dann, wenn das magersüchtige Mädchen noch im Familienverband lebt. Das erweist sich in der Praxis als schwierig. Neben äußeren Hindernissen, wie eine zu große räumliche Entfernung von der Klinik, sind es vor allem innere Probleme, die sich einer Familientherapie entgegenstellen. Die Familien der Magersüchtigen, die meistens ein großes Harmoniebedürfnis haben und ihr Leben danach ausrichten, wehren sich häufig lange gegen jeden Eingriff von außen, der ihr ritualisiertes Familienleben und ihren Frieden zu stören droht. Vor allem die Väter weisen ein Beteiligtsein der Familie an der Magersucht zunächst zurück. Sie sind fast durchgehend gekränkt und empört, dass die geliebte Tochter ihnen solche »Scherereien« macht und sie obendrein noch mit den in ihren Augen abwegigen Ansichten einer Psychotherapeutin konfrontiert. Die Mütter neigen dagegen häufig zu resignativen Schuldgefühlen, verbunden mit Selbstmitleid, Enttäuschung, Eifersucht und Auflehnung gegen die Therapeutin, von der sie sich bedroht und infrage gestellt fühlen. Die Geschwister erleben die Magersucht der Schwester und die Konsequenzen daraus meistens als ärgerliche Belästigung. Vor diesem Hintergrund wird verständlich, wie schwierig es ist, die Eltern bzw. die Familie zu einer konstruktiven Mitarbeit zu bewegen. Von nicht wenigen Elternpaaren gewinnt man den Eindruck, dass entweder ein Partner oder beide dringend einer eigenen Therapie, sei es einer Einzel- oder einer Partnertherapie, bedürfen.

Zu unserer Arbeit gehört es, die Angehörigen über das Therapiekonzept zu informieren und sie in den therapeutischen Prozess mit einzubeziehen. Da es mehrere Familienveranstaltungen im Lauf der Therapie gibt, können die Patientinnen entscheiden und untereinander absprechen, wann und wie oft sie die Angehörigen einladen möchten.

Dreimal im Jahr findet ein »Open-House« statt. Außerdem laden die Patientinnen zusammen mit den Therapeutinnen Eltern, Geschwister und Partner/Freunde zum so genannten »Sonntagsfrühstück« und Nachmittagskaffee ein.

Das Sonntagsfrühstück beginnt um 9:30 Uhr und endet um 13:00 Uhr. Vor dem Gruppengespräch bitten die Patientinnen zu einem selbst angerichteten Brunch mit Kaffee, Säften, Kuchen und belegten Broten und Müsli. Gemeinsam zu essen und sich dabei zu unterhalten kann für die Familien, in denen die Patientinnen in ihrem Kampf ums Essen oft jahrelang gemeinsame, entspannte Mahlzeiten unmöglich gemacht haben, ein wichtiges therapeutisches Ereignis darstellen.

Es hat sich bewährt, Väter, Mütter, Geschwister und Partner getrennt einzuladen, um mit ihnen die jeweils unterschiedlich relevanten Themen wie u.a. Krankheitsverständnis, Schuldzuweisungen, Schuldgefühle, Leistungsdenken, Emotionalität, Konflikte und Beziehungsmuster zu diskutieren. Das therapeutische Team ist dabei bemüht, die Gespräche möglichst konstruktiv und zukunftsorientiert zu lenken.

Das Schicksal, eine magersüchtige Tochter zu haben, sowie andere gemeinsame Probleme in der eigenen Biographie bringen die Familien oft sehr schnell in Kontakt zueinander. Die Gespräche, die alle akuten Fragen und Probleme betreffen, werden mit einer erstaunlichen Offenheit geführt, die von den Eltern im Austausch und in der Identifikation miteinander selbst als wohltuend empfunden wird, was nicht ausschließt, dass es in den Gesprächen immer wieder auch zu erheblichen Spannungen mit gegenseitigen Schuldzuweisungen und Rechtfertigungen kommt. Ich sehe daher in den Familiengruppengesprächen größere Chancen, die mit der Magersucht zusammenhängenden Familienprobleme anzusprechen und aufzuarbeiten, als in den üblichen Gesprächen mit einzelnen Eltern.

An die viermonatige tagklinische Phase schließt sich eine weiterführende ambulante Behandlung von vier Monaten an. Ohne die Weiterbehandlung ist das Risiko eines Rückfalles sehr groß. Viele Eltern erwarten nach der mehrmonatigen tagklinischen Intensivphase die völlige Wiederherstellung ihrer Tochter. Dass dies nicht möglich ist, wird jedem einleuchten, der die vorausgegangenen Berichte gelesen und die langen Wege in die Magersucht mitverfolgt hat. Eine so komplizierte, mit ihren Wurzeln häufig bis in die Kindheit reichende psychische Krankheit kann nicht schlagartig beendet werden. Als gravierend kommt hinzu, dass es sich um eine Krankheit handelt, die den Betroffenen Lustgewinn, Schutz und Macht gewährte. Alternativen müssen erst mühsam gesucht und entwickelt werden.

Auf dem Gelände des TCE stehen uns insgesamt 30 Wohnplätze, verteilt auf sieben therapeutische Wohngemeinschaften, zur Verfügung. Durch die räumliche Nähe zum TCE sind medizinische Betreuung, Supervision und die Möglichkeit zur Krisenintervention gegeben. Ziele der Wohngruppen sind die Stabilisierung des symptomfreien Verhaltens, die Förderung der Alltagsbewältigung und die Unterstützung des Wohnens außerhalb der Herkunftsfamilien.

Während der psychotherapeutischen Behandlung soll die magersüchtige Patientin begreifen lernen, dass die Magersucht ein verhängnisvoller Irrweg ist, der nicht zu den ersehnten Zielen, sondern in Unglück und Verderben führt. Gleichzeitig erfährt sie Möglichkeiten der Hilfe und Selbsthilfe, die sie in Anspruch nehmen kann und soll. Die Gefahr und die Versuchung, sich in kritischen Situationen wieder in das vertraute krankhafte Essverhalten zu flüchten, sind nach der tagklinischen Behandlung noch keineswegs gebannt. Vor einem totalen Versinken schützt jedoch das in der Therapie geschärfte Problembewusstsein, das weiterhin wach gehalten wird durch die ambulante Behandlung mit den Gruppengesprächen sowie durch die Freundschaften, die sich zwischen den einzelnen Magersüchtigen in der Klinik entwickelt haben. Auch die Tagklinik, die sie am Ende meistens nur ungern verlassen und die ihnen in Problemsituationen weiterhin offen steht, gibt den Magersüchtigen in der ambulanten Phase Rückhalt.

Die Behandlung der Magersucht ist ein langwieriger Prozess, der allen Betroffenen viel abverlangt. Von den verschiedenen psychischen Krankheiten, mit denen ich mich konfrontiert sehe, fordert mich die Anorexia nervosa persönlich am meisten. Die Erkrankung stellt Probleme auf zwei Ebenen: Lebensbedrohung und organische Dauerschäden auf der physischen, Chronifizierung und schwere Defektzustände auf der psychischen Ebene. Als erschwerend kommt hinzu, dass nicht nur die Magersüchtigen selbst zu einer Therapie motiviert werden müssen, sondern im Grunde auch die Eltern, die sich – wie schon erwähnt – meistens eine weniger aufwendige und für sie weniger einschneidende Behandlung vorstellen.

Über die anfänglichen Widerstände und die spezifischen Probleme dieser Krankheit hinaus bereiten mir manche Persönlichkeitsstörungen der Magersüchtigen besondere Schwierigkeiten. Es fällt mir zum Beispiel schwer, die zunächst von fast allen zur Schau getragene glatte, unverbindliche Höflichkeit und vordergründige Zustimmung und Einsicht hinzunehmen, ohne die Scheinhaftigkeit ihres Verhaltens sofort zu entlarven. Ich muss mir immer wieder klarmachen, dass diese unsicheren, ängstlichen und misstrauischen Mädchen diese Fassade noch lange brauchen und sie nur langsam, sozusagen millimeterweise, abtragen können, ehe sie Vertrauen zu einem anderen zulassen und erleben können. Bis es so weit ist, dass sie über ihre Probleme ungeschminkt und ohne die üblichen Täuschungsmanöver sprechen, muss ich die unbefriedigende, weil einseitige Kommunikation in Gang halten, ohne meine negativen Emotionen auszuagieren. Ich versuche, meinen Patientinnen nicht nur in der Therapeutenrolle zu begegnen, sondern gleichzeitig als individueller Mensch. Das wird zwar von den Patientinnen im ersten Augenblick als Ermutigung angenommen und auch positiv beantwortet, aber die Aufgeschlossenheit ist nicht von Dauer. Wenn ich mich dann oft schon nach ganz kurzer Zeit wieder in die beargwöhnte Erwachsenenrolle gedrängt sehe, fühle ich mich dieser Krankheit gegenüber manchmal chancenlos. Es bedarf immer wieder neuer Anstrengungen, auch punktuelle und kleinste Fortschritte in der Kommunikation mit den Magersüchtigen wahrzunehmen und als solche zu werten und sich von Rückschlägen nicht entmutigen zu lassen, wenn das meistens auch nur rational aufgrund meiner Erfahrung funktioniert.

Ist mir aber erst einmal der Durchbruch zu den Magersüchtigen gelungen und haben diese selbst den Mut, ihre Schutzmauer weiter abzubauen, und Lust, ihr eigenes Ich zu entdecken, habe ich nicht nur Hoffnung, sondern bin immer wieder aufs Neue überzeugt, dass diese Krankheit zu bewältigen ist.

Magersüchtige berichten über ihre Therapie

Sarah:

»Warum kam ich in die Klinik, was bewog mich zu diesem Schritt? Es war nicht der Wille, meine Krankheit zu besiegen. Ich hatte Erwartungen, Wünsche, mich selber kennen und fühlen zu lernen. Wie meine Deutschlehrerin sagte: ›Du wirst nach dieser Therapie erwachsen sein, auf Dinge stoßen, die andere nicht erkennen.‹ Der Aufenthalt in der Klinik würde mir also zur Besonderheit verhelfen: Wenn ich rauskäme, wäre ich besonders, hätte alles Mögliche erzählt bekommen, mir würden die Augen geöffnet, meine Oberflächlichkeit würde wie von selbst verschwunden sein. Was ich dabei zu tun hätte, habe ich nicht überlegt. Ich dachte, sie werden schon etwas machen, schließlich bin ich krank, bedauernswert und habe jeden Anspruch auf Anteilnahme und Hilfe. Es war selbstverständlich, dass ich die Chance einer Therapie wahrnahm. Ich kam gar nicht auf den Gedanken, sie vielleicht gar nicht zu wollen.

Als ich dann hier war zum Vorstellungsgespräch, war es für mich noch klarer: Hier will ich hin. Aber in Wirklichkeit nicht, um ernsthaft zu kämpfen, sondern um interessante Leute kennen zu lernen. Therapeuten sind Menschen, mit denen ich verkehren möchte, die in meinen Rahmen von Interessantheit passen. Ich wollte durch die Therapie in Dimensionen gelangen, die die anderen, die von mir so abgelehnten Normalen, nie erreichen würden. Der Wunsch, die Oberflächlichkeit zu durchstoßen, um auf einen vielleicht doch vorhandenen Kern in mir zu gelangen, war schon echt; die Hoffnung, dass mein Selbsthass irgendwie unnötig gemacht würde, dass ich lerne, zu fühlen, mich zu fühlen, mich und mein Leben zu lieben.

Ich sah die Therapie als Chance, aber letztlich nicht als Chance, meine Magersucht zu besiegen. Die war und ist mir wichtig, ich bin in mir drin noch nicht bereit, sie aufzugeben. Die Therapie sollte vielmehr noch ein Zusatz sein: die totale Erkenntnis über mich selbst *und* Magerkeit, also Besonderheit in höchstem Maße. Meine Vorstellungen vom Klinikaufenthalt bezogen sich auf: Zeit haben, gute Bücher lesen, für das Abitur lernen, interessante Gespräche mit interessanten Anorexiemädchen führen und nebenbei therapiert werden. Dass ich mich in ständiger Reflexion mit mir selbst befinden soll und wirklich arbeiten muss – ich glaube, das war mir vorher nicht klar, aber inzwischen ist mir das hier klar geworden.

Nun bin ich seit 4 Wochen in der Klinik, und die Frage, will ich meine Magersucht aufgeben oder sie vielleicht doch behalten, bedrängt mich noch immer. Ich würde am liebsten mit ›Ich weiß nicht‹ antworten, so wie ich es immer tue, wenn das Nachdenken unbequem wird. Aber ich weiß es doch: Was ich will, ist nicht die Magersucht, ich will sie jetzt nicht und für später nicht. Ich will mager sein ohne Sucht, ein Gewicht haben, das ich akzeptieren kann, und eine Figur, mit der ich mir gefalle. Ich will nicht immer weiter abnehmen, ich will auch nicht wie ein Gerippe aussehen, ich will nicht mehr fressen und kotzen. Ich will all das nicht, was die Magerkeit zur Sucht macht. Ich will ein bestimmtes Gewicht haben, das ich halte, ich will essen, was ich will und so viel ich will, ohne zu kotzen. Ja, das ist mein fester Entschluss: Ich will nicht mehr kotzen und daran halte ich mich auch. Ich kotze nicht mehr, denn sonst könnte ich mich nur noch verachten. Aber ich will dünn sein! Was für mich dünn ist, ist für andere mager, ich weiß. Trotzdem! Ich möchte eine Figur haben, die mir gefällt, gerade, um nicht mehr laufend daran denken zu müssen. Ich glaube, für mich können Essen, Gewicht und Figur erst dann an Wichtigkeit verlieren, wenn ich so aussehe, dass ich mir gefalle.

Ich will nicht die Sucht als Ersatz für etwas anderes, das ich nicht habe. Ich weiß, dass ich die Leere in mir nicht durch die Magerkeit ausfüllen kann, und ich möchte dieses ›andere‹ finden: Menschen, Liebe, Charakter, Beruf, Freude, Persönlichkeit, Leben. Aber eben dünn! Das ist die Voraussetzung. Und ich sehe einfach nicht ein, warum ich das alles nicht haben können soll, wenn ich dünn bin. Wohlverstanden, lediglich dünn – ohne die Symptomatik des Hungerns, Abnehmens, Fressens und Kotzens. Nur weiß ich nicht, wie ich dies alles finden soll. Ob ich nun 42 oder 48 kg wiege, das kann keinen

Unterschied machen. Durch die Tatsache, dass ich 48 kg wiege, habe ich meine Angst vor der Zukunft immer noch nicht verloren. Die Kilos zaubern mir auch keine Berufsziele her. Um dies alles zu finden, was Leben bedeutet, muss man sich selber mögen, sich zumindest akzeptieren. Ich bin überzeugt, dass das die Voraussetzung für alles ist.

Ich weiß, dass mein Selbsthass und meine Minderwertigkeitskomplexe bezüglich meiner inneren Leere und Gefühllosigkeit durch eine schlanke Figur nicht beseitigt werden können. Aber wenn ich mich dick fühle, ist alles blockiert, zu den inneren kommen äußere Komplexe, und es geht gar nichts mehr …«

Henriette:

»Bevor ich in die Klinik kam, machte ich mir keine Gedanken über eine Behandlung. Im Grunde hatte ich mit dem Leben abgeschlossen. Ich konnte mir nicht mehr vorstellen, dass es für mich noch eine Möglichkeit geben sollte, ein lebenswertes Leben zu leben. In der Klinik traf ich auf andere magersüchtige Mädchen, und ich fühlte mich von ihnen angenommen. Nach all den Jahren der Isolation und dem Wissen, nicht dazuzugehören, immer abseits zu stehen, spürte ich Geborgenheit und Schutz. Zum ersten Mal seit Beginn meiner Krankheit vor siebzehn Jahren, konnte ich mit Menschen über die Magersucht sprechen und wurde verstanden. Sie hatten die gleichen Gefühle und Gedanken, hatten Ähnliches erlebt und ähnlich gehandelt. Es waren die vielen Gemeinsamkeiten, die mir besonders in den ersten Wochen halfen, aus meiner Isolation herauszukommen und anzufangen, an ein anderes Leben für mich zu glauben.

In den Gruppengesprächen erschrak ich oft, durch die anderen mit meinem eigenen verlogenen Leben sowie den unzähligen Selbsttäuschungen konfrontiert zu werden. Aber gleichzeitig gaben sie mir das Gefühl, mit meinen Ängsten, Problemen und Schwierigkeiten nicht allein zu sein. Sie halfen mir, zu mir und meiner Vergangenheit zu stehen. Sowohl die Einzel- als auch die Gruppensitzungen waren Anlass, mich mit mir auseinander zu setzen, nachzudenken, mich zu erinnern, wie es mir in all den Jahren ergangen war und was ich dabei empfunden hatte. Und dann fing ich an zu schreiben. Manchmal konnte ich gar nicht mehr aufhören. Wie vieles hatte ich verdrängt und auch vor mir selbst nie aussprechen und zugeben dürfen! Ich hatte nur noch ganz selten über mich nachgedacht, und dann immer nur in Englisch, weil das leichter zu ertragen war.

Nach den ersten Wochen, in denen ich die Geborgenheit in der Gruppe als wohltuend und hilfreich empfand und wir gemeinsam unsere Kämpfe mit dem Essen und Zunehmenmüssen austrugen, fühlte ich mich auf einmal nicht mehr wohl. Die Gespräche gingen tiefer, sie berührten die Ursprünge meiner Magersucht und ich bekam Angst. Aber so, wie ich nie Gefühle hatte zeigen können und wollen, weil das in meinen Augen Schwäche gewesen war, konnte ich meine Angst auch jetzt niemandem zeigen. Stattdessen wurde ich aggressiv und verschlossen und zog mich zurück. In diesen Tagen bin ich fast an mir verzweifelt und habe mich immer wieder gefragt, wofür ich eigentlich noch kämpfe. Ich wusste, dass ich endgültig die Reste meiner Fassade aufgeben musste, wollte ich wirklich ein anderes Leben leben. Das Schwerste aber war für mich, endlich zu begreifen und zu akzeptieren, dass mein Vater nicht mehr lebt und dass ich sein Leben nicht fortsetzen kann, sondern anfangen muss, für mich zu leben. Aber das konnte ich nicht und ich bewegte mich wie in einem Vakuum. Das Leben und die Menschen zogen wieder an mir vorbei, und ich kam nicht an sie heran und sie nicht an mich. Ich war verzweifelt und allein. Doch die anderen ließen nicht zu, dass ich mich zurückzog und Theater spielte. Wir waren uns viel zu ähnlich und hatten zu viel Gespür für die Probleme, Ängste und Spannungen des anderen. Die Magersüchtigen versuchten, mit mir zu sprechen und mir zu helfen, und ich nahm ihre Hilfe an. Ich wollte nicht mehr fliehen, wie ich es sonst immer getan hatte.

Dann wurde ich körperlich krank. In all den Jahren meiner Magersucht hatte ich auch körperliche Schwächen nie zugeben können, ob ich Ohnmachts- oder Tetanieanfälle hatte, und selbst dann nicht, wenn ich glaubte, die nächsten Stunden nicht mehr zu überleben.

Aber diesmal spielte ich nicht die Starke, sondern gab zu, dass es mir schlecht ging und dass ich Schmerzen hatte. Ich musste wegen einer harmlosen Geschwulst in die Chirurgie verlegt werden. Als ich dann nach einer Operation zurückkam, ging ich zurück in etwas Vertrautes, etwas, worauf ich mich gefreut hatte. Wieder verspürte ich eine neue Kraft, eine andere Stärke, nicht aus Leistung oder falschem Heldentum entstanden, sondern aus dem Gefühl, ich selbst sein zu können, Schwächen haben zu dürfen und trotzdem gemocht zu werden. Ich wusste auf einmal, dass ich mit mir leben kann und Schwächen haben darf.

Inzwischen hat sich vieles für mich verändert. Ich bereite mich schon seit einigen Wochen auf eine wichtige Zwischenprüfung vor. Ich kann mich wieder konzentrieren und das Arbeiten macht mir Spaß. Ich möchte das Examen bestehen, weil es wichtig für mich ist, aber ich arbeite nicht mehr so verbissen wie früher.

Viel wichtiger ist es jetzt für mich, Freundschaften aufzubauen, in die ich viel Kraft und Zeit investiere. Ich habe nicht mehr das Gefühl der Einsamkeit in der Nähe von Menschen. Ich spüre Zuneigung, Offenheit, Menschlichkeit und Leben. Alles, was in den Jahren davor war, ist mir fast schon fremd geworden, ich habe nur noch verschwommene Bilder zurückbehalten.

Seit einiger Zeit leite ich eine Selbsthilfegruppe. Das ist für mich eine weitere Möglichkeit, meine Magersucht zu bekämpfen. Ich glaube, die anderen können sich mit mir austauschen, weil sie wissen, dass mir nichts an dieser Krankheit fremd ist und dass auch ich noch lange kämpfen muss, um so leben zu können, wie ich es möchte.«

Martina:

»Es kommt mir vor, als wäre ich im Verlauf meiner Krankheit am Rand eines Kraters ausgerutscht und in das schwarze Loch gefallen, tiefer und tiefer. Verzweifelt habe ich versucht, wieder hinaufzuklettern, bin aber durch das Geröll immer wieder zurückgerutscht. Dann fand ich in meiner Behandlung ein Seil, an dem ich mich festhalten und wieder hinaufziehen konnte, wenn auch am Anfang mit großer Angst, wenig Zuversicht und vielen Ausrutschern. Doch plötzlich, irgendwann während meines Klinikaufenthaltes, war ich am Kraterrand oben angelangt. Die Sonne schien und ich kletterte aus dem Loch heraus. Ich wanderte oben auf dem Grat um das tiefe schwarze Loch herum. Der Kraterrand war breit und mein Schritt war sicher. Ich konnte mein neues Lebensgefühl genießen, und manchmal tanzte ich sogar vor lauter Vergnügen.

Aber jetzt, nach der Entlassung, habe ich das Gefühl, dass der Kraterrand wieder dünner wird und zu schwanken beginnt. Es ist unheimlich schwer, die Balance zu halten, nicht danebenzutreten, auf das Geröll, und wieder hinunterzurutschen in das tiefe Loch. Denn das Leben draußen ist viel härter, als ich es mir in der Klinik vorgestellt habe.

Ich will anhand meines Tagebuches von meiner Behandlung erzählen.

Als ich in die Klinik kam, war ich in einem entsetzlichen Zustand. Ich wusste, so, wie ich in der letzten Zeit gelebt hatte, konnte ich nicht weiterleben. Ich kam mit dem festen Willen, mich gegen nichts zu sträuben, mein Bestes zu geben und zu kämpfen, dass alles anders wird. Ich fühlte mich das erste Mal mit meiner Magersucht verstanden. Ich wusste vorher nicht, dass es so viele andere Mädchen gibt, die genauso fühlen. Ich spürte, dass mir nur geholfen werden kann, wenn ich es selbst will. Die Gespräche mit den Magersüchtigen taten mir gut, aber am Anfang hatte ich große Schwierigkeiten, in der Gruppe zurechtzukommen. Ich verglich mich ständig mit den anderen, kam mir immer dumm und minderwertig vor, fragte mich ununterbrochen, wie ich wirke, wie ich mich geben soll, und fühlte mich unsicher unter den anderen. Auch war ich rastlos, unruhig, hektisch und ständig getrieben. Ich war eine permanent Getriebene ohne Ziel, sodass ich kaum zu Atem kam. Ich konnte nichts genießen, mir keine Ruhe gönnen, war voller Komplexe und Schuldgefühle.

Dann, im verhaltenstherapeutischen Programm, war ich völlig verzweifelt. Schon die Viertelportion bei den Mahlzeiten meinte ich nicht schaffen zu können. Ich glaubte, dass mir ständig übel sei, außerdem sehnte ich mich nach Abführmitteln, die schrittweise abgesetzt wurden, sodass ich am Ende gar keine mehr bekam. Die Portionen wurden immer größer. Ich sollte nicht ständig nur über Essen sprechen und damit war mir meine einzige geistige Beschäftigung genommen. Jahrelang gab es für mich nur diesen Gedanken, und jetzt, ohne ihn, fühlte ich totale Leere. Ich war unruhig, aggressiv, sodass ich mir oft auf die Backen biss und dasaß und verkrampft die Fingernägel in die Handflächen bohrte. In dieser Zeit fragte ich mich immer wieder, auf was ich mich hier eingelassen hatte. Wer garantierte mir, dass ich in dieser Klinik nicht nur dick und fett würde und sonst gar nichts? Ich wünschte mir ein Leben, wie meine Schwestern es leben, aber wer gab mir die Sicherheit, dass ich auch einmal so leben könnte?

Dann aber, mit der Zeit, füllte sich die Leere in mir. Ich dachte nicht mehr ständig über Essen nach. Es war einfach da, ich wollte mich nicht dagegen wehren, ich wollte es essen, aus, basta. Dann, auf einmal, ganz langsam, fing ich an, Essen zu genießen. Jahrelang hatte ich mir alles Mögliche verboten, vor allem Süßigkeiten, jetzt aber durfte ich essen. Manchmal freute ich mich sogar auf die Mahlzeiten, aber dann wieder sehnte ich mich nach meinem verloren gegangenen Hungergefühl, meinem Stolz, wenn ich nichts gegessen hatte.

Der Wechsel im Verlauf der Therapie von der Fremd- in die Eigenkontrolle fiel mir schwer. Nun bestimmte niemand mehr, wie viel ich aß, und wieder war ich versucht, nur möglichst kalorienarme Nahrung zu wählen und andere auszulassen oder im Essen herumzustochern. Und dann, in der dritten Phase, in der man sich sein Essen sogar allein einkauft und kocht, war ich wieder geneigt, ab und zu Mahlzeiten ausfallen zu lassen. Immer wieder musste ich mir mit meinem Verstand einhämmern, dass ich mich nicht gehen lassen darf. Große Probleme hatte ich mit meiner Figur. Die Pfunde hatten sich am Anfang vor allem an den in meinen Augen unmöglichsten Stellen angesetzt: am Bauch und an der Taille, genau an den Körperteilen, die ich immer scheußlich fand, wenn sie fett waren. Ich kam mir zeitweise unmöglich dick vor. Aber dann machte ich mir anhand meines Gewichtes klar, dass ich gar nicht zu dick sein konnte, dass das wieder meine alten, eingebildeten Gefühle sein mussten, und ich hielt mir vor Augen, wie ich aussah, als ich dürr war. Ich rief die Gefühle wach, wie grässlich ich mich selbst damals gefunden hatte, so sehr, dass ich Angst hatte, in den Spiegel zu schauen oder mir etwas Neues zu kaufen, von den abfälligen Bemerkungen meiner Familie ganz zu schweigen. Jetzt dagegen bekam ich oft Komplimente wegen meines guten Aussehens und das half mir sehr. Ich gewann an Selbstvertrauen und fing an, auf meine weiblichen Formen stolz zu sein. Ich sehnte mich danach, einen Freund zu finden.

Im Laufe der Zeit begriff ich, was alles hinter meiner Magersucht steckte. Das hätte ich mir nicht träumen lassen. Ich genoss die Gespräche mit den anderen über alles, und es wurde mir klar, dass ich gern andere Menschen um mich habe und sie brauche. Früher hatte ich mir eingeredet, ich wollte keine anderen Menschen, sie seien primitiv, ich käme ohne sie zurecht. Früher erwartete ich, dass Menschen, wenn überhaupt, von sich aus auf mich zukommen. Aber sie kommen nicht von selbst, ich weiß, man muss auf sie zugehen, dann sind sie plötzlich da. Jetzt habe ich oft erlebt, dass sie sich sogar an mich wenden und mich um Rat fragen. Ich habe gelernt, ihnen zuzuhören. Ich sitze nicht mehr unter meiner Käseglocke, die mich von ihnen isoliert. Ich bin nicht mehr zwanghaft bemüht, ständig in mir nach einer Persönlichkeit zu suchen, die ich glaubte, nicht zu besitzen, und ich versuche auch nicht mehr, die Persönlichkeit anderer, die ich bewundere, nachzuahmen. Ich frage mich nicht mehr, wie ich sein sollte und wirken will, ich bin einfach so, wie ich bin. Ich habe nicht mehr diese Gedanken, dass andere alles können, alles sind und dass ich ein Nichts bin.

Zu meiner Familie habe ich Abstand gewonnen. Ich hänge nicht mehr an ihr wie eine Klette, muss nicht mehr bei allem dabei sein, nicht in jedem Punkt verstanden werden. Mir sind jetzt Freundschaften mit Gleichaltrigen, meine eigenen Interessen und Aktivitäten wichtiger geworden.

Manchmal, wenn ich abends im Bett liege und alles überdenke, bin ich so zufrieden mit mir und dem Leben, dass ich aufspringen und alle Menschen umarmen möchte. Das Leben ist in solchen Momenten so schön; schön, weil es andere Menschen gibt, weil die Blumen blühen, die Sonne scheint, weil es regnet, und ich weiß, dass ich das Leben genießen kann. Ich möchte nie mehr in dieses dunkle Loch, das Loch der Magersucht, zurückfallen. Ich möchte mit anderen Menschen zusammen sein, ganz einfach leben, und nicht mehr besessen sein von den Zwangsgedanken Kalorien, Waage und Abnehmen. Ich weiß, dass ich noch nicht gesund bin, aber ich weiß, dass meine Essensprobleme Ausdruck anderer Probleme in mir sind und dass Nichtessen keine Lösung ist.«

Zukunft der Magersüchtigen

Magersüchtige beginnen einen neuen Lebensabschnitt

Wenn die Magersucht-Patientinnen aus der klinischen Behandlung entlassen werden, sind sie in der Regel hoffnungsfroher, manchmal sogar euphorischer Stimmung. Im Erleben eines anderen, angenehmen Körpergefühls, mit wieder erwachten Sinnen und Energien und mit der Neugier und Lust, neu anzufangen, gehen sie in die ambulante Phase. Einige hoffen, dass sie die Krankheit hinter sich gelassen haben; aber der Weg in die Gesundung ist zu diesem Zeitpunkt noch nicht beendet. Er führt, wie schon erwähnt, über eine ambulante Weiterbehandlung in Gruppen, aus der sich dann später Selbsthilfegruppen bilden. Daneben sind, den individuellen Bedürfnissen entsprechend, weiterführende Familientherapien möglich.

Die Magersucht ist mit der Behandlung zwar noch nicht bewältigt, aber es ist doch unverkennbar, dass die Patientinnen, die einmal wöchentlich ins TCE kommen, bereits wichtige Schritte aus der Krankheit hinaus getan haben. Ich kann diese jungen Mädchen, die sich auch äußerlich nicht mehr von ihren gesunden Altersgenossinnen unterscheiden, oft kaum noch mit meinen Erinnerungen an die erste Begegnung in Einklang bringen. Paradoxerweise scheinen sie jünger geworden zu sein, denn sie wirken jetzt auch so jung, wie sie sind. Aus den apathischen, scheinbar alters- und geschlechtslosen Menschen mit den marionettenhaften Bewegungen und den ausdruckslosen Gesichtern, als die ich sie kennen lernte, haben sich individuelle junge Frauen mit verschiedenem Aussehen und verschiedenen Temperamenten entwickelt. Das Interesse an ihrem Aussehen beschränkt sich nicht mehr auf die schlanke Figur oder einzelne Körperregionen wie zu Beginn der Krankheit, sondern umfasst ihre ganze äußere Erscheinung, bezieht also auch Kleidung, Frisur, Körperpflege, Kosmetik mit ein, die im Verlaufe der Magersucht immer gleichgültiger und mehr und mehr vernachlässigt wurden. Katja kommentiert das auf folgende Weise: »Auf einmal wusste ich, dass ich eine schöne Figur bekommen hatte, und spürte Lust und Freude an meinem Körper. Es machte mir Spaß, mich wieder schön zu machen, ich schminkte mich und kaufte mir neue Kleider. Mein Geschmack und mein Farbempfinden hatten sich verändert; ich hatte es nicht mehr nötig, als kleine graue Maus herumzulaufen; ich konnte es mir leisten, aufzufallen. Ich fühlte mich gut und fand mich hübsch.«

Die Aufmerksamkeit gilt jetzt aber auch nicht mehr nur der eigenen Person. Die Frauen nehmen zunehmend Anteil an anderen Menschen. Freundschaften unter den Magersüchtigen bahnen sich ja schon in der tagklinischen Phase an, sie werden fortgesetzt und auch auf nichtmagersüchtige Altersgenossinnen ausgeweitet. Sie sind aus ihrer Isolation getreten, ihr Bewegungsspielraum wird größer. Sie gehen wie andere junge Leute gern bummeln, treffen sich in Cafés, tanzen auf Partys, laden Freunde zu sich ein und haben keine Angst mehr vor einem gemeinsamen Essen. Mit dem anderen Körpergefühl und dem neuen Bewusstsein werden emotionelle Bedürfnisse und Sehnsucht nach Zuneigung, Zärtlichkeit sowie sexuelle Empfindungen wahrgenommen und zugelassen.

Ausbildung und Studium erhalten einen neuen Stellenwert. Sie waren während der Krankheit nur Instrumente von Leistungsstreben und Leistungsbeweis und damit zugleich wichtig für die Verteidigungsstrategien und Täuschungsmanöver im Dienst der Magersucht. Nun werden sie erstmals im eigentlichen Sinn ernst genommen. Manche Patientin, die eine Ausbildung nach sehr äußeren Kriterien angefangen hat, überprüft ihre Entscheidung in der ambulanten Behandlungsphase noch einmal grundsätzlich, und es ist nicht selten, dass dann eine neue Ausbildung gewählt und mit ganz anderem Engagement begonnen wird, nämlich eine Ausbildung, die in erster Linie den persönlichen Interessen und Fähigkeiten entspricht und nicht vielleicht irgendwelchen gängigen Elite-Vorstellungen entgegenkommt. Die Veränderung, die mit den

Magersucht-Patientinnen während der Therapie vorgegangen ist, scheint also total zu sein.

Dass diese erfreuliche Veränderung jedoch im Grunde noch äußerst labil und störanfällig ist, darf nicht vergessen werden. Das sollte den Betroffenen selbst, aber auch den Therapeuten und Angehörigen noch lange Zeit bewusst bleiben: einerseits, um wachsam zu sein und Warnzeichen nicht zu übersehen, und andererseits, um sich auch bei eingetretenen Rückfällen nicht entmutigen zu lassen und die berechtigte Hoffnung und Zuversicht nicht wieder aufzugeben. Die Magersucht ist eine zählebige Krankheit und bedarf zu ihrer Bekämpfung und Überwindung auch großer Zähigkeit und Ausdauer. Keine Magersucht-Patientin, die die tagklinische Phase hinter sich hat, kann so unbefangen mit ihrer Ernährung umgehen wie jemand, der nie magersüchtig war. Die Magersucht, die zeitweilig auch mit Fresssucht einhergeht, ist, wie alle Suchtkrankheiten, noch lange Zeit unterschwellig existent, bis schließlich wesentliche Lebenserfahrungen wie Partnerschaft und allgemein menschliche Beziehungen, Beruf und andere vitale Lebensinteressen zu verlässlichen Alternativen geworden sind, welche die Magersucht überflüssig machen. Von Ausnahmen abgesehen, ist das ein Prozess von Jahren. Das sollte immer mit bedacht werden, vor allem aber dann, wenn Rückfälle offenkundig werden. In der Regel können diese durch die ambulante Behandlung aufgefangen werden; die Notwendigkeit einer zweiten tagklinischen Behandlung ist relativ selten. Aber der Rückfall geht nicht mehr hinter die einmal erreichte Krankheitseinsicht zurück. Die Patientin kann das in der Therapie erworbene Bewusstsein nicht mehr auslöschen und durchschaut die Auslöser und Mechanismen des erneuten Einbruchs der Erkrankung und weiß um die notwendige Gegensteuerung, wenn sie diese oft auch nicht allein ohne therapeutische Hilfe einsetzen kann.

Jeannette:
»Dann hatte ich auf einmal Angst, dass man mir in der Tagklinik eine ganz wichtige Kraft wegtherapiert hätte – nämlich hungern zu können. Das wollte und musste ich testen. Ich erkannte bald, dass ich nach wie vor gut abnehmen kann, wenn ich es nur will. Die Re-

aktion der anderen war wie gehabt: die alte Sorge, die vertrauten Bemerkungen ›Fang doch nicht schon wieder an! Du hast doch sicher schon wieder abgenommen!‹ kamen wie erwartet. Und ich, ehrlich gesagt, war wieder stolz darauf. Aber dann erschrak ich doch und fragte mich, ob alles, was in der Tagklinik geschehen war, umsonst gewesen sein sollte und ob ich nicht schon wieder im Fahrwasser der Magersucht war. Das wollte ich auf keinen Fall. Ich behielt meine Probleme nicht, wie früher, für mich, sondern ich besprach sie in der Gruppe und mit einem Mädchen, das seit der Tagklinik meine Freundin geworden ist. Und schließlich wollte ich wieder zunehmen, um dann auch mein Gewicht zu halten. Aber wieder hatte ich die alten Probleme: Angst, zu schnell zuzunehmen, Angst, nicht mehr aufhören zu können, zu essen und dann zu fressen.

Aber dann ist es mir nach einigen Kämpfen doch gelungen, und ich habe mein Gewicht, das ich in der Tagklinik hatte, erreicht und auch gehalten. Aber ich habe nach wie vor Probleme mit dem Essen und muss immer wieder meinen Verstand einsetzen, wenn sich der Drang bemerkbar macht, in schwierigen Situationen zu hungern.«

Die größte Veränderung gegenüber ihrem früheren Verhalten ist charakterisiert durch das Aussprechen ihrer erkannten Gefährdung und den Willen und die Bereitschaft, sich von anderen helfen zu lassen.

Anja:
»Ich fühlte mich verlassen. Dann kam wieder dieses Gefühl der Leere und die Lust, wahllos in mich hineinzufressen. Ein paar Meter weiter war ein Bäckerladen und ich schwankte richtig hin und her. Ich fing tatsächlich mitten auf dem Gehweg zu heulen an und zitterte richtig vor lauter Gier. Als dieses verflixte Gefühl nicht besser wurde, rief ich meine Freundin an und heulte ihr etwas vor. Das half.

Wir haben uns dann getroffen, und das war gut so, denn ich war nahe daran, den verdammten Mist wieder von vorne anzufangen. Der ganze Tag und Abend waren eine reine Katastrophe, aber als ich am nächsten Morgen aufwachte und wusste, ich hatte nicht gefressen, ging es mir gut. Ich hatte wieder einmal einen schwierigen Tag überstanden, ohne rückfällig geworden zu sein.«

Isabelle:

»Die ersten Wochen in der ambulanten Phase waren schön. Ich spürte ein neues Selbstbewusstsein und war mir ziemlich sicher, die Magersucht nicht mehr nötig zu haben. Mit Beginn des Studiums aber, vor allem bei den ersten Klausuren, sank mein Selbstbewusstsein rapide. Mein Ehrgeiz erwachte wieder und meine alte Angst, nicht genug zu leisten. Schlagartig wurde ich auch wieder unsicher mit dem Essen. Ich hungerte und zählte Kalorien. Ich musste mir beweisen, dass ich wenigstens noch hungern konnte.

Nach den Weihnachtsferien beschloss ich nach Gesprächen in der Gruppe, mein Studienfach zu wechseln. Ich hatte verstanden, dass ich es nur gewählt hatte, um meinen hohen Ansprüchen zu genügen und meinen Eltern zu gefallen. Fast gleichzeitig kündigte ich auch mein Zimmer, in dem ich mich eigentlich nie richtig wohl gefühlt hatte. Beim Studienwechsel und bei der Aufgabe meines Zimmers erkannte ich, dass ich doch ein neues Selbstbewusstsein hatte. Früher hätte ich mir weder das eine noch das andere erlaubt, sondern mir gesagt: Wenn dir das Studium schwer fällt, hast du es durchzuhalten. Auch wenn du dich in deinem Zimmer nicht wohl fühlst, bleibst du dort wohnen. Denn meine Devise war: Man darf es sich nicht leicht im Leben machen, man muss durchhalten, gerade dann, wenn es schwer ist.«

Bewältigte Magersucht: Chance für ein neues Selbstverständnis

Menschen, die sich nur als Abhängige erfahren haben, gewinnen und erleben ein neues Selbstverständnis, wenn ihnen die eigene Fähigkeit zur Selbstständigkeit und Freiheit bewusst geworden ist.

Isabelle:

»Früher waren meine Eltern für mich die absolute Autorität, der ich als Tochter unterstand. Ich hatte ihre Meinung und Ansichten zu akzeptieren, was ich auch bis ins Extrem tat. Ich passte mich total an. Ich übernahm alles, was von meinen Eltern kam, kritiklos und war sicher, dass sie aufgrund ihres Alters und ihrer Erfahrung besser für mich entscheiden konnten als ich selbst.

Das hat sich nach meinem Klinikaufenthalt grundlegend geändert. Ich sehe meine Eltern heute aus einer ganz anderen Sicht. Sie stehen nicht mehr als absolute Autorität über mir, und meine Eltern haben verstanden, dass ich nicht mehr ihre hilflose Tochter bin, der man jede Verantwortung und Entscheidung abnehmen muss. Sie sehen in mir ein selbstständiges Wesen, das inzwischen auch auf eigenen Füßen stehen kann. Heute, wenn ich meine Eltern um Rat frage, höre ich mir ihre Argumente und Ansichten an, entscheide dann aber so, wie ich es selbst für richtig halte. Manchmal glaube ich, dass meine Eltern auch angefangen haben, neu zu denken. Mein Vater wurde selbst sehr streng erzogen, und er hat seine eigene Erziehung auf uns übertragen, ganz selbstverständlich. Inzwischen haben meine Eltern verstanden, dass Erziehung ein wechselseitiger Prozess zwischen Eltern und Kindern ist, in dem jeder vom anderen lernen kann. Und was ich sehr wichtig finde: Meine Eltern haben verstanden, dass auch sie sich noch immer entwickeln, verändern und dazulernen können. Vielleicht liegt alles ein bisschen daran, dass ich mich selbst endlich getraut habe, meine Kinderrolle abzulegen. Ich kann heute dazu stehen, dass ich ein junges Mädchen, eine junge Frau bin. Und ich kann das genießen.«

Tanja:

»Ganz allmählich begann ich zu begreifen, dass sich das Leben doch lohnt, auch wenn es nicht perfekt und problemlos ist. Ich suchte auf einmal nach Fähigkeiten, Interessen und Gefühlen in mir und ich entdeckte viele. Dann ging es mir auch zunehmend körperlich besser. Ich fühlte mich nicht mehr so gehetzt und getrieben, immer wie in Trance; die Wirklichkeit rückte näher und sie war schöner als meine irreale Magersuchtswelt. Die Mitmenschen waren für mich nicht mehr unerreichbar, unfassbar. Ich hatte keine Angst mehr vor ihnen, und vor allem erkannte ich eines: dass ich aus mir heraus leben kann, dass ich ein Recht auf Leben habe. Manchmal hatte ich das Gefühl, überhaupt erst richtig mit meinem Leben zu beginnen. Entscheidend empfand ich die Veränderung in der Beziehung zu meinen Eltern. Ich war nicht mehr das abhängige Kind, unfähig, allein Entscheidungen zu treffen, unfähig, eigene Gefühle und Bedürfnisse zu haben, verantwortlich für das Wohlergehen meiner Mutter, ihr Glück und ihre Zufriedenheit. Ich spürte nicht nur die Sicherheit, eigene Gefühle haben zu dürfen, sondern war auch nicht mehr darauf bedacht, von meinen Eltern in allen Bereichen verstanden zu werden und mich gemäß ihren Vorstellungen zu verhalten. Ich hatte nicht einmal Schuldgefühle, wenn ich Wut und Ärger ihnen gegenüber empfand. Dennoch ist die Beziehung zu meinen Eltern eine gute – sie hat sich verändert. Heute treffe ich mich gern mit ihnen und setze mich als gleichwertiger Partner mit ihnen auseinander. Ich freue mich, wenn die Stimmung gut ist, zerbreche aber nicht daran, wenn sie schlecht ist.«

In den Selbstanalysen und Reflexionen der Mädchen erscheinen die Sexualität und die Rolle der Frau als wichtige persönliche Anliegen, zuerst in Gestalt schwieriger Probleme, später, im Verlauf der ambulanten Behandlung, als eine zu bewältigende Aufgabe und zuweilen als bereichernde Erfahrung:

Isabelle:
»Zunächst, als ich aus der Klinik entlassen wurde, fühlte ich mich selbst noch nicht als Frau, sondern noch als Kind. Doch dann stellte ich mit Erstaunen fest, dass die Jungen das offenbar anders empfanden; sie kamen auf mich zu, und ich erkannte durch sie, dass ich weiblich bin. Ich konnte auf einmal eine Liebesbeziehung zulassen und wartete von diesem Augenblick an sehnsüchtig darauf, dass meine erste Periode wieder eintrat, mit dem Wunsch, eine objektive Bestätigung zu bekommen, dass ich eine Frau bin. Inzwischen sehne ich mich nicht nur nach Zärtlichkeiten, sondern auch nach Sexualität. Ich habe keine Angst mehr davor. Die Tatsache, dass Sexualität etwas ist, was man lernen kann, habe ich früher nicht geahnt.«

Claudine:
»Mein neues Selbstbewusstsein steht und fällt zurzeit noch damit, ob ich einen Freund habe oder nicht. Bin ich allein, fühle ich mich noch als Neutrum. Ich leide sehr darunter, dass ich nicht menstruiere, obwohl ich seit langem ein Gewicht habe, das laut Medizinern hoch genug für das Wiedereinsetzen der Menstruation ist. Gelegentlich macht mich das so unzufrieden, dass ich wieder gefährdet bin, mich mit Hungergedanken zu tyrannisieren. Aber ich habe mich inzwischen schon oft als Frau gefühlt, nicht mehr als Mädchen oder Kind, sondern als erwachsene, selbstständige, für mich verant-

wortliche Frau. Wenn ich einen Freund habe, der meinen Körper mag und gern berührt, kann ich mich so, wie ich bin, akzeptieren, dann betrachte ich mich mit Genuss im Spiegel und habe Lust, mich schön zu machen. Ich verstecke und kaschiere meine Figur nicht mehr, sondern zeige sie, so wie sie ist, und bin stolz darauf. Sexualität ist für mich zu etwas Schönem und Wichtigem geworden. Ich fühle mich nicht mehr wie früher als Dienerin des Mannes, allein verpflichtet, seine Wünsche zu befriedigen; Liebe ist für mich ein gegenseitiges Geben und Nehmen und dabei sind meine Sehnsüchte und Ängste genauso wichtig wie die meines Partners. Das ist das Neue: Ich trenne meine Gedanken und meinen Verstand nicht mehr von meinem Körper, ich sehe mich als Ganzes, und wenn ich einen Partner habe, sogar ohne Rückfälle in die alte Ablehnung der Körperlichkeit.

Ich möchte mit mir und meinem Leben, dessen Verantwortlichkeiten und Chancen ich begriffen habe, zurechtkommen. Dazu gehört, dass ich so Frau sein will, wie mir zumute ist, und nicht, wie man(n) es vielleicht von mir erwarten könnte.«

Das Nachdenken über die eigene Rolle als Frau ruft natürlich den Vergleich mit der Rolle der Mutter, die meistens nach traditionellem Muster gelebt wird, hervor:

Tanja:
»Für meine Mutter war es folgerichtig, dass auf eine Freundschaft die Ehe folgt, der Mann dann seine Rolle als Ernährer und Familienoberhaupt und die Frau ihre Rolle als Mutter und Hausfrau übernimmt. Sie belehrte mich außerdem, dass es die Aufgabe einer Frau sei, dem Mann zu gefallen und vor allem schön für ihn zu sein.

Ich kann mir mein späteres Leben noch nicht vorstellen. Ich weiß nicht, ob ich Kinder haben möchte oder nicht, aber mich ängstigt dieser Gedanke nicht. Ich glaube nicht mehr daran, dass ich mich nur in der Rolle als Ehefrau, Mutter und Hausfrau verwirklichen kann. Ich bin aufgewacht, habe Nein zu der Frauenrolle gesagt, die man mir vorgelebt hat, und wenn ich heute den Vorstellungen meiner Mutter zuwiderhandle, habe ich weder Schuldgefühle noch ein schlechtes Gewissen. Manchmal habe ich jetzt sogar das Gefühl, dass auch meine Mutter ganz langsam anfängt, ihre Rolle zu hinterfragen, die sie ja auch einfach übernahm, ohne zu reflektieren.«

Friederike:

»Spannungen zwischen meinen Eltern wurden nicht offen gezeigt, sondern durch die Kompromissbereitschaft des anderen ausgeglichen. Mein Vater schloss Kompromisse, was die Abteilung Familie–Erziehung–Haushalt anging, meine Mutter, was die Abteilung Geschäft und Urlaub betraf.

Ich erkannte zwar, dass ich das extreme Rollenverhalten meiner Eltern für mein Leben nicht akzeptieren konnte, doch als ich draußen in der Welt Möglichkeiten sah, wie ich mich beruflich, gesellschaftlich und sexuell als Frau verwirklichen könnte, anders, als meine Mutter es getan hatte, fühlte ich auf einmal eine große Ohnmacht, meine Chance, die ich erkannte, nicht wahrnehmen zu können. Als einzige Rettung erschien mir die Flucht vor dem Erwachsenwerden und die Flucht vor dem Frauwerden.

Heute habe ich angefangen, so zu werden, wie ich sein möchte. Ich glaube, es ist sehr schwer, und ich stehe noch ganz am Anfang. Doch kleine Erfolge bestätigen mir, dass es auch ohne Krankheit geht.

Heute ist es mir möglich, den Lebensstil meiner Eltern anzunehmen als etwas, was sie sich geschaffen haben und mit dem sie zurechtkommen, auch wenn meine Vorstellungen vom Leben ganz andere sind.«

Martina:

»Ein Jahr vor dem Abitur stand für mich der Entschluss fest: Ich wollte Wissenschaftlerin werden, Karriere machen und unabhängig sein, denn mein Leben sollte anders verlaufen als das meiner Mutter. Meine Mutter heiratete mit 20 Jahren und bekam sofort ihre Kinder, eines nach dem anderen. Von nun an lebte sie nur noch für die Familie. Sie hörte auf, über sich und das Leben nachzudenken und eigene Interessen zu entwickeln. Sie selbst war eigentlich gar nichts, sie war nur die Familie. Dann, als die Familie sich von ihr entfernte, weil wir Kinder allmählich selbstständiger wurden, blieb nur das in ihr, was nicht Familie war, und das empfand sie als nichts. Von nun an beherrschten ihre Sorgen um uns und ein völlig unrealistischer Pessimismus ihre Gedanken. Sie war unzufrieden, hatte ständig das Gefühl, abhängig zu sein und unendlich viel verpasst zu haben in ihrem Leben.

Nein, meine Zukunft sollte anders aussehen. Doch dann, nach dem Abitur, verließ mich mein Mut, ich bekam Angst, einen anderen Weg zu gehen als den meiner Mutter. Ich wünschte mir, mein Leben in die Hände eines Partners zu legen, der für mich entscheidet, der mich lenkt und führt, und begann ein Studium, das die Zeit zwischen Abitur und Heirat überbrücken sollte. Ich hatte also die seit Generationen vorgegebene Frauenrolle angenommen, so wie meine Mutter, obwohl ich ihr Leben alles andere als erstrebenswert fand. Inzwischen habe ich das Studium aufgegeben und eine Ausbildung begonnen, von der ich glaube, dass sie meinen Wünschen und Fähigkeiten entspricht. Ich weiß noch nicht, wohin mich dieser Weg führen wird, aber ich habe den Mut, ihn zu gehen.«

Vera:
»Ich liebe meine Mutter wirklich, aber nicht mehr als Mutter, sondern als armen Menschen, der, davon bin ich überzeugt, genau wie ich früher – jetzt, Gott sei Dank, nicht mehr – immer versucht hat, alles richtig zu machen. Heute ist mir klar, dass sie hoffnungslos überfordert war, so wie ich, und bestimmt gar nicht anders handeln konnte als so, wie sie es tat. Ich bin felsenfest davon überzeugt, dass es eher an zu viel als an zu wenig gutem Willen scheiterte.«

Die Mädchen, die als Magersüchtige von ihren Müttern abhängig waren und sie eigentlich nur in einer Art Personalunion mit sich selbst verstanden, haben angefangen, sie aus der Distanz zu sehen und zu beurteilen, als Menschen für sich. Auch die zu Beginn der Behandlung häufig geäußerte Ablehnung und Aggressivität, Rachegefühle, ja Verachtung und Hass gegen die Mütter waren ja auch noch Merkmale der Abhängigkeit. Inzwischen hat die Ablösung begonnen, Mitgefühl mit der Mutter, sogar ein Verstehen deuten sich an – auch das sind Zeichen des neuen Selbstverständnisses. Isolation und Egozentrik wurden überwunden, andere Menschen werden als solche wahrgenommen und auch angenommen, selbst wenn ihre Ansichten nicht mit den eigenen übereinstimmen.

Unbewältigte Magersucht

Therapeutische Hilfen erreichen nicht alle Magersüchtigen. Häufig gelingt es in den Vorgesprächen nicht, die Einwilligung zu einer Behandlung zu erreichen, und nicht jede begonnene Behandlung wird zu Ende geführt. Die vorangegangenen Berichte der magersüchtigen Mädchen könnten leicht zu einer eher optimistischen Einschätzung des Verlaufes führen. Dabei darf nicht übersehen werden, dass diese Beiträge von Patientinnen stammen, die sich zu einer stationären Behandlung entschlossen und sie beendet haben und die jetzt alle in ambulanter Behandlung sind. Diese Mädchen sind auf dem Weg, ihre Krankheit zu bewältigen, ein neues Selbstverständnis zu entwickeln und tragfähige Alternativen zur Magersucht aufzubauen.

Es wäre eine grobe Unterschätzung der Gefährlichkeit der Anorexia nervosa, würde man nicht neben den Chancen zur Bewältigung die zahlreichen Möglichkeiten sehen, immer tiefer in die Magersucht zu geraten.

Melanie war neun Jahre krank, als sie erstmals wegen akuter Lebensgefahr gegen ihren Willen in eine Klinik eingewiesen wurde. Zwei Jahre danach kam sie in unsere Behandlung. Es gelang mir nicht, sie zu einer längerfristigen Therapie zu motivieren, sie verließ nach kurzem Aufenthalt unsere Klinik wieder und schrieb mir damals: »Im Verlauf der letzten Tage wurde mir immer bewusster, wie sehr ich meine Krankheit liebe und brauche. Ich habe mich schon zu sehr an sie gewöhnt. Jede Zunahme bedeutet für mich Verlust meiner Persönlichkeit, ich habe Angst, dass man mir diesen einzigen Lebensinhalt nimmt. Die Magersucht bedeutet mir einfach alles: Liebe, Glück, Harmonie, Zufriedenheit und Erfüllung. Zwar tauchten in unseren Gesprächen immer wieder Zweifel in mir auf, ich wog Vor- und Nachteile dieser Krankheit ab, ich hielt mir meine Zukunft vor Augen und sagte mir auch, dass ich vielleicht mein Leben zerstöre. Ich habe ehrlich versucht, mir meinen Willen, mit der Magersucht zu leben, auszureden, aber schließlich bin ich zu der bitteren Erkenntnis gekommen, dass das nicht mehr möglich ist. Ich bin mir hier über vieles klar geworden, und ich habe nun eine freie Entscheidung getroffen, ich zweifle nicht mehr. Ich habe vor, das Beste aus meinem Leben mit der Magersucht zu machen.«

Melanie hat nach dem Aufenthalt in unserer Klinik noch eine Reihe stationärer und ambulanter Behandlungen begonnen, sie aber alle nach kurzer Zeit wieder abgebrochen. Sie überließ mir ihr Tagebuch mit dem Wunsch, Auszüge daraus in diesem Buch zu veröffentlichen. Melanie schrieb ihr Tagebuch während ihres nun schon zehnten stationären Aufenthaltes in einer Klinik, in die sie wiederum aufgrund ihres lebensbedrohlichen Untergewichtes gegen ihren Willen eingewiesen wurde.

Tagebuchaufzeichnungen

»Ich versuche, vor mir selbst und dem Leben davonzulaufen. Als Kind lief ich wirklich davon, später benutzte ich meine Krankheit, um vor Angst und Schwierigkeiten davonzulaufen. Körperliche Schmerzen konnte ich schon immer gut ertragen, o ja, nach außen hin wollte ich von klein auf stark sein. Dann meinte ich, durch Hungern zu geistigen Erkenntnissen zu gelangen, und redete mir das so lange ein, bis ich Magersucht mit Buddhismus verwechselte, um eine Begründung für mein Verhalten zu haben. Vielleicht redete ich mir alles so lange ein, bis ich selbst daran glaubte, und in der Zwischenzeit ist meine Magersucht chronisch geworden. Mut ist, vor der Angst nicht davonzulaufen, sondern sich ihr zu stellen und mit ihr zu leben. Leider bin ich nicht sehr mutig. Magersucht ist kein Kartenhaus, das leicht wieder zusammenfällt. Magersucht ist meine Welt geworden. Sie stürzt nicht von heute auf morgen ein, sie muss Stein für Stein abgetragen werden. Unabhängigkeit wollte ich! Stattdessen machte ich mich immer abhängiger. Paradox! Bin ich nun endlich auf dem richtigen Weg? Oder sollte diese ›Philosophie‹ wieder eine der vielen Lügen und Betrügereien sein? Ich allein kann diese Frage beantworten.

Jedenfalls trägt niemand Schuld an meiner Krankheit. Ich habe mich nie akzeptieren können und gemocht, wie ich nun einmal war und bin. Dadurch konnte ich das Leben, die Realität, nicht akzeptieren und flüchtete mich in eine Traumwelt, um den Anforderungen der Realität zu entgehen. Diese Traumwelt gab mir Macht, Stärke, Sicherheit, ein Gefühl von Freiheit, Geborgenheit, Liebe, Erotik und Sex, alles, was ich meinte, im Leben nicht zu schaffen, zu leisten oder zu bekommen.

Mit Hungern meinte ich Probleme lösen zu können. Das war die größte Lüge meines Lebens und der größte Selbstbeschiss. All diese Dinge, die ich im Leben nicht zu finden glaubte, sondern in der Krankheit, finde ich nur im Leben selbst.

Wenn ich mich endlich akzeptieren kann, so wie ich bin, kann ich auch das Leben akzeptieren. Dann erst bin ich seinen Anforderungen mit all seinen guten und schlechten Seiten gewachsen. Dann erst werde ich es schön finden und lieben, dann erst werde ich auch einen richtigen Freund finden. Jedenfalls habe ich mir nichts vorzuwerfen, ich bin auch kein Versager. Ich habe meine guten und schlechten Seiten wie andere Menschen auch. Ich bin nicht vollkommen und werde es auch nie sein. Ich wollte es sein und bin daran gescheitert!

Ich sah den Wald vor lauter Bäumen nicht. Achtlos bin ich an Blumen am Wegrand vorbeigegangen, weil ich dachte, den Garten Eden zu finden. Ich stolperte und stürzte entsetzlich.

Ich brauche mich nicht durch Hungern zu bestrafen und versuchen, damit Probleme zu lösen, damit schaffe ich nur neue Probleme. Die Hauptsache ist, dass ich mit mir und meinem Körper in Einklang und zufrieden bin, in mir zu Hause bin. Körper und Seele müssen eins sein. Anscheinend schätzen Magersüchtige nicht nur ihren Körper nicht richtig ein, sondern auch das Leben. Ich sehe meinen Körper nicht richtig, ich sehe die Realität nicht richtig. Wenn ich das Leben meistern kann, werde ich auch Ersatz für die scheinbar guten Gefühle, die falsche Selbstbefriedigung finden, die mir mein dürrer Körper verschafft. Vielleicht rede ich mir die ganze Angst auch nur ein, um einen Grund zu haben, abnehmen zu können, die Krankheit zu behalten und an der Realität vorbeizuleben, möglichst 35 kg oder sogar 30 kg zu wiegen und Sicherheit – natürlich eine falsche – in der Krankheit zu finden. Lug und Trug. Selbstbeschiss. Anderen tue ich damit nichts an, nur mir selber. Schon als Kind habe ich mich nicht gemocht und akzeptiert, ich wollte ein Junge sein – ich war ein Junge! Mit Stärke nach außen versuchte ich, meine innere Angst zu überspielen. Keiner durfte meine Unsicherheit merken. Ich flüchtete mich in eine Traumwelt; als sie zerbrach, wurde die Magersucht akut.

Ich dachte über das Leben nach, die Welt erschien mir ungerecht, unmenschlich, entsetzlich und kalt. Auch in der Schule fühlte ich mich als Versager. Nichts schien ich zu können, keinen Anforderungen gerecht zu werden, keine Leistung zu erbringen. Alle Menschen schienen mir nur Böses zu wollen. Ich fühlte mich schuldig und minderwertig. Um dieser schlechten Welt zu entfliehen, flüchtete ich mich in die Krankheit, die mir einen falschen Schutz bot.

Auf meinen vielen Reisen suchte ich immer etwas; was, kann ich nicht genau definieren. Ich suchte mich selbst und die bessere Welt; solange ich meinte, sie zu finden, konnte ich die Magersucht zum Stillstand bringen. Aber ich wurde immer wieder mit der Realität konfrontiert, und sowie ich die Realität spürte, flüchtete ich mich wieder in meine Krankheit, um mich zu verstecken. Spätere Reisen brachten mir nicht mehr das, was sie mir früher brachten, weil ich erkannte, dass es woanders auch nicht besser ist, sondern darauf ankommt, was man selbst aus sich und seinem Leben macht. Dann kann es überall schön sein oder auch hässlich; man nimmt sich überall mit hin. Aber ich merkte, dass ich gerade das nicht richtig konnte, und wollte darum wieder Kind sein, neu beginnen, vergangene Fehler gutmachen und ändern, ich wollte einen Aufschub vor der Verantwortung haben.

Ich bin erwachsen und muss auf erwachsene Art mit dem Leben fertig werden.

Ich muss mich lieben und akzeptieren können. Als Individuum bin ich einzig. Ich bin ich, ich bin schön. Ich hatte nie den Mut, mich umzubringen, da ich doch eigentlich leben will – ich betreibe Selbstmord auf Raten, und gleichzeitig habe ich doch Hoffnung, dass sich noch etwas ändert. Damit glaube ich an Wunder. Aber von selbst ändert sich nichts, keiner kann mir die Angst nehmen, nur ich allein, nur ich allein kann etwas durch Taten ändern. Nach außen hin demonstriere ich Selbstständigkeit, so als wäre ich innerlich frei und unabhängig. Dabei war ich immer nur Gefangene meiner eigenen Gedanken.

Meine Mutter ist hoffnungslos und hat Angst, dass alles schon zu spät ist. Bei mir schwankt die Stimmung. Manchmal bin ich optimistisch, manchmal lasse ich den Kopf hängen und bin total mutlos.

Ich weigere mich einfach, die Hoffnung aufzugeben. Ich muss durch die Schmerzen und die Hölle durch. Verdammt noch mal, die

Krankheit hat doch keinen Sinn mehr für mich. Ich habe andere Möglichkeiten, mich im Leben zu behaupten, als mich hinter Krankheit und Angst zu verstecken ... Gebrauche endlich deinen Verstand, dränge die Gefühle in die Ecke. Der Verstand sagt dir doch das Richtige.

Denk an die Zwangsernährung, es war das Schlimmste, was man je mit dir gemacht hat. Aber du hast dich hinterher wohl und nicht zu dick gefühlt, warst fröhlich und ausgeglichen und hattest wieder Interessen und Spaß an den Dingen des Lebens. Spring ins kalte Wasser, du wirst nicht mehr als ein Pfund die Woche zunehmen, und dann wird das Leben wieder lebenswert für dich. Vielleicht findest du sogar deinen Glauben wieder, lernst die Liebe kennen, aber merk dir eins: Verlange nie wieder zu viel vom Leben und von dir selbst. Es wird schon klappen, es muss.

Allmählich ist mein körperlicher Zustand auf einem absoluten Tiefpunkt. Heute drohte ich wirklich einen Moment lang tot umzufallen. Mein Herz ist zu langsam und plötzlich ging es zu schnell. Treppen steigen kann ich kaum noch. Mein Gott, ich will doch leben, aber ich flüchte mich immer noch in meine Krankheit, damit mache ich mich immer abhängiger. Wenn ich wirklich lebenstüchtig und unabhängig werden will, muss ich mich gegen die Krankheit entscheiden, Schritt für Schritt. Wenn ich wirklich leben will, muss ich endlich die Kraft und vor allem den Mut aufbringen, die Krankheit abzubauen. Den Menschen ist es egal, ob ich 35, 40, 45 kg oder noch mehr wiege. Die Hauptsache ist doch erst einmal, dass ich außer Lebensgefahr bin. Mensch ... bringe endlich den Mut auf und lass dich nicht von deinen Gefühlen, deiner Angst und den zwanghaften Gedanken leiten, versuche es doch ganz einfach einmal. Es passiert doch nichts, außer dass du gesund wirst. Krankheit, ich will dich nicht! Oder belüge ich mich wieder selbst, wenn ich mir das sage, rede ich mir alles nur ein? Ich muss es ganz einfach schaffen, denn ich will leben, ich will die Krankheit überwinden, ich will außer Lebensgefahr kommen, ich will die Angst vor der Zunahme verlieren. Es hat einfach keinen Sinn, seine Probleme hinter Krankheit und Kindsein zu verstecken. Ich möchte ein erwachsener Mensch werden, der sich durchsetzen kann auf andere Art.

Wenn ich außer Lebensgefahr bin, fügt sich alles andere vielleicht von selbst, aber durch die Hölle der Zunahme muss ich gehen. Wenn nur die furchtbare Angst vor der zu schnellen Zunahme und der falschen Verteilung nicht wäre.

Das ist doch wirklich blöd, nehme ich von 40 kg auf 38 kg ab, fühle ich mich wohl. Nehme ich von 36 kg auf 38 kg zu, fühle ich mich entsetzlich. Aber dabei sind 38 kg doch 38 kg. Als ich nach der Sonderernährung 43 kg hatte, fühlte ich mich ganz wohl, da ich vorher 45 kg hatte. Jetzt verursacht mir die Vorstellung von 43 kg nur noch Panik und Entsetzen. Halt, rede ich mir das jetzt nicht wieder ein? Eigentlich fand ich es schön, eine todbringende Krankheit zu haben, in Lebensgefahr zu sein und mich damit von anderen abhängig zu machen. Das Fasten bedeutete auch eine Art Selbstbestrafung für Schuldgefühle, die ich aber eigentlich gar nicht zu haben brauche. Wofür quäle ich mich so, warum finde ich es schön, so zu leiden und meinen Körper so zu bestrafen? Auf der anderen Seite habe ich doch immer die innere Freiheit, die Harmonie gesucht. Aber das kann ich doch nicht bekommen, wenn ich durch die Krankheit innerlich unfrei bin, gebunden und von anderen abhängig. Ich möchte wirklich aus ästhetischen Gründen eine knabenhafte Figur haben, möchte dünn sein. Aber das kann ich ja trotzdem, das unterliegt meinem freien Willen. Hauptsache ist doch, ich bin gesund und außer Lebensgefahr. Ich muss mir die Angst immer wieder ausreden, will gegen die Sucht ankämpfen, vorwärts, vorwärts, ich will nicht mehr abnehmen, ich will frei sein und zunehmen.

Mit den Eltern kam es wieder zu Auseinandersetzungen. Sie drohen mir mit Zwangseinweisung in eine Klinik, wenn ich nicht esse und zunehme. Das lasse ich aber auf keinen Fall mit mir machen, dann bringe ich mich um. Ich will es doch endlich allein schaffen und mich überwinden. Ich bin einfach fertig und total verzweifelt. Mit jedem Klinikaufenthalt ist alles schlimmer geworden. Meine Mutter hat vielleicht doch recht: besser ein kurzes Ende mit Schrecken als ein Schrecken ohne Ende. Ich muss es einfach schaffen, in kurzer Zeit durch diese Hölle zu gehen, um die langjährigen Höllenqualen zu überstehen.

Es wird täglich schlimmer mit mir. Warum schaffe ich es nicht endlich, über meinen Schatten zu springen und zu essen. Immer habe ich gegen andere gekämpft und gesiegt, und jetzt muss ich gegen mich kämpfen, und in diesem Kampf habe ich immer versagt. Ich bin ein verdammter Schwächling. Mit diesem Gedanken verstecke ich mich wieder hinter der Krankheit und laufe dem Leben und seinen Problemen davon. Ich will leben und doch kann ich es nicht. Ich will nicht mehr mit der Krankheit leben, aber ich werde sie einfach nicht mehr los. Was nützt mir da meine ganze geistige Erkenntnis und Einsicht und mein Wille, wenn die Krankheit total Besitz von mir ergriffen hat. Nur ich kann mir helfen, sonst keiner mehr.

Spring endlich über deinen Schatten … zeig der Krankheit endlich die Zähne, lerne es, Verantwortung für dich zu tragen, und werde endlich erwachsen. Das willst du doch, oder etwa nicht? Wenn nicht, dann lasse dich gleich begraben, blöde Kuh, dann hast du von deiner Krankheit auch nichts mehr. Freue dich doch, dass du zunehmen musst. Andere wären glücklich, wenn sie nicht mehr hungern müssten, und du legst es darauf an, für nichts und wieder nichts. Du sonnst dich in deiner Krankheit. Sie bringt dir Lust und Schmerz und macht dich und andere kaputt. Pfui, pfui und nochmals pfui, du verdammter Egoist. Noch ist es nicht zu spät, und wenn du es geschafft hast, bist du frei, ein anderer Mensch, und die Welt steht dir offen. Versuche es doch einfach einmal. Zurück kannst du immer wieder, aber vielleicht willst du es dann nicht mehr, wenn du merkst, wie schön das Leben ohne Krankheit sein kann und wie blöd du die ganze Zeit warst. Jedenfalls rede dir nicht die Angst ein und lasse es nicht darauf ankommen, in eine Klinik eingeliefert zu werden, kämpfe endlich, kämpfe gegen dich selbst und setze endlich deinen Willen dafür ein. Sonst kannst du es doch so gut. Zweifle nicht immer an dir und nehme dich so, wie du bist.

Ich muss zum Vertrauensarzt und davor habe ich natürlich Schiss. Jedenfalls gehe ich in keine Klinik mehr, eher nehme ich mir das Leben.

Heute kam es zu einer großen Eskalation. Ich habe das Pfund nicht ganz geschafft. Der Krach war unglaublich, und meine Eltern sagen mir immer wieder, dass ich die Krankheit nicht aufgeben will. Manchmal glaube ich es selbst. Wie ich mich hasse, immer diese Zwangsgedanken und -handlungen, oft weiß ich weder ein noch aus. Was soll ich nur tun, warum sterbe ich nicht einfach? Wer will, dass ich immer noch lebe? Ich bin total am Ende.

Am 4.11. wurde ich auf Veranlassung meiner Eltern zwangseingewiesen. Ich war so entsetzt, enttäuscht und verzweifelt und voller Angst, dass ich auf meinen Vater losgegangen bin, ihn getreten, geschlagen und seine Brille zertrümmert habe. Zum Glück hatte ich kein Messer in meiner Nähe. Wer weiß, was sonst passiert wäre. In der Klinik wurde ich gleich an den Tropf gehängt und mir wurde eine Sonde eingeschoben. 45 kg bei meiner Größe von 1,70 m werden gefordert als Basis für eine Psychotherapie. Meine Angst vor der Zunahme und der ungleichmäßigen Verteilung ist entsetzlich. Alles setzt sich an Bauch und Hüften ab, und ich fürchte nichts mehr als den Moment, wenn ich in meine Jeans steigen will, und sie passen mir nicht mehr. Das Schlimmste an dieser Folter ist, dass sie bis 45 kg andauern soll. Ich werde meinen Rechtsanwalt zurate ziehen. Wenn er es nicht schafft, den Beschluss ändern zu lassen oder vorzeitig aufzuheben, bin ich verloren. Warum gönnt man mir nicht 43 kg, damit kann ich genauso eine Therapie machen, mein Leben in die Hand nehmen, einen Beruf ergreifen, Freunde haben wie mit 45 kg. Aber ich akzeptiere mich einfach nicht mit 45 kg.

Ich will die Magersucht endlich zum Stillstand bringen, um endlich ein lebenswertes Leben führen zu können. Aber ich kenne die Magersucht inzwischen gut, ihre Ursachen und Gründe. Viel habe ich schon darüber nachgedacht und belüge mich nicht mehr. O Gott, irgendwann war ich doch auch einmal glücklich und habe mich wohl gefühlt. Vielleicht werde ich es auch wieder. Manchmal überlege ich mir, was ich alles wieder machen kann, wenn ich hier herauskomme: schwimmen, wandern, Rad fahren, tanzen, reisen, Freunde und einen Partner finden, einen Beruf erlernen, nicht an Essen, Figur und Zunehmen denken müssen. Mein Gott, was hat mir die Magersucht beziehungsweise was habe ich mir selbst alles genommen, vielleicht die schönsten Jahre meines Lebens.

Heute bin ich total fertig. Ich habe einen Brief vom Amtsgericht bekommen, in dem ich Gebrechlichkeitspflegschaft zugeordnet bekomme. Zuerst war ich ganz aufgelöst und dachte, ich sei entmündigt worden und hätte nun sämtliche Rechte verloren, aber ich bin nicht entmündigt. Die Pflegschaft betrifft nur die Behandlung hier und die anschließende Therapie, die ich antreten muss und nicht abbrechen darf, d. h., der Pfleger muss dann für mich unterschreiben. Wenn das nur so ist, bin ich einigermaßen beruhigt.

Wenn ich mich doch bloß nicht in diesem grässlichen Kreislauf befände, ich bin so süchtig, so geil auf meine Beckenknochen und meine Bauchkuhle. Solange ich das bin, möchte ich immer abnehmen. Ich brauche einen Partner, aber so, wie ich bin, finde ich keinen, also muss ich lernen, für mein Gewicht und für mein Leben verantwortlich zu sein. Ich muss mein Gewicht halten können und eine Therapie machen, um die Magersucht zum Stillstand zu bringen und bald einen Beruf ergreifen und ein lebenswertes Leben führen zu können. Dann besteht die Möglichkeit, einen Partner zu finden, der mir endlich Ersatz bietet. Das kann dann zu einer weitgehenden oder gänzlichen Heilung der Magersucht führen. Mit der Magersucht mache ich mich nur abhängig, abhängig von meinen Eltern und von Krankenhäusern. Anstatt Probleme auf normale Art anzugehen, schaffe ich nur künstlich welche. Und wofür sollte ich mich denn bestrafen? Weil ich ein Versager bin? Nein, das bin ich nicht. Innerlich abhängig von meinen Eltern bin ich auch nicht mehr. Ich hoffe nur, dass meine Erkenntnisse mir endlich helfen, die Angst zu überwinden, mit mir zu leben.

Gestern habe ich in meinem Fotoalbum Negative meiner Nacktfotos gesehen. Ich sehe da wirklich schlimmer als ein KZ-Häftling aus, und beim Anblick meiner Arme und Beine und der Rippen musste ich mich sogar schütteln. Lediglich der Hüfte-Bauch-Bereich gefiel mir und ich fand diesen Anblick schön. Er machte mir wieder schmerzlich bewusst, wie ich jetzt schon aussehe und wie ich in einigen Wochen aussehen werde.

Himmel, ich schreibe mich noch lahm. Wenn ich die Magersucht einmal zum Stillstand gebracht habe oder auch schon vorher, werde ich dieses Buch einmal lesen. Vielleicht kann ich dann über meine Gefühle und Ängste nur lachen. Momentan kann ich es jedenfalls nicht. Heute habe ich meine Jeans anprobiert, sie passen immer noch. Das beruhigt mich, denn so kann ich eigentlich objektiv sehen, dass nicht alles am Bauch sitzt, sonst würden sie mir ja nicht mehr passen, oder? Da passen sogar noch ein paar Kilo hinein. Ob sie mir noch mit 45 kg passt, weiß ich nicht, aber mit 43 kg passt sie mir bestimmt noch. Wenn diese Jeans mir passen, passen die anderen Hosen auch. Sollten sie mir nämlich noch passen, wäre es für mich leichter, mein Gewicht zu akzeptieren. An meinen Hosen und am Zentimetermaß sehe ich am besten, wie dick beziehungsweise dünn ich bin, besser als auf Fotos und im Spiegel.

Mein Anwalt hat geschrieben, dass es kaum Therapieplätze gibt, die mich unter 45 kg aufnehmen, aber er hat sich sicher nicht eingehend informiert. Überhaupt bestehen für Therapieplätze angeblich lange Wartezeiten. Wehe, sie stehen hier nicht zu ihrem Wort und entlassen mich, wenn ich auf der Waage 45 kg habe. Dann stehe ich auch nicht zu meinem Wort und mache überhaupt keine Therapie mehr. Die Ärzte verklage ich dann wegen Nötigung, Freiheitsberaubung und verlange zudem Schmerzensgeld. 45 kg akzeptiere ich einfach nicht und bin nicht bereit, damit zu leben, es sei denn, ich ändere meine Meinung einmal später von selbst.

Gestern habe ich eine neue Sonde bekommen. Bitte, bitte, ich brauche unbedingt Hilfe, ich kann nicht mehr weiter. Einen dicken, aufgeschwemmten Bauch zu haben, ertrage ich einfach nicht, das überlebe ich nicht. Ich nehme mir wirklich das Leben, wenn mir meine Hosen nicht mehr passen. Ich bin in den Wachsaal gekommen, was ich befürchtet habe, tritt ein: Ich kann nicht mehr mit der Sonde manipulieren und keine Gymnastik mehr machen. So nehme ich mindestens 1 kg pro Tag zu und bekomme einen aufgedunsenen Bauch. Wenn ich doch nur wieder in dem kleinen Zimmer wäre, dann könnte ich Gymnastik machen, gelegentlich meine Jeans anprobieren und Wasser trinken, wenn ich etwa 43 kg wiege.

An Armen und Beinen habe ich so gut wie gar nicht zugenommen, fast alles ist am Bauch und an den Hüften. Vor kurzem dachte ich noch an London, schöne Klamotten und eine Ausbildung. Jetzt zählt das alles nicht mehr, d. h., eine Afrikareise möchte ich doch unbedingt machen, schließlich muss ich für das alles belohnt werden. Innerlich wöge ich am liebsten 30 kg, aber mein Verstand kämpft mit aller Macht dagegen an. Bis jetzt war immer noch mein Gefühl stärker. Wird es diesmal der Verstand schaffen? 6 kg trennen mich noch von ›meinem‹ Idealgewicht. Hätte ich es doch nur geschafft, d.h., könnte ich doch nur schon richtig sehen, wie ich mich mit 43 kg fühle und aussehe, ob mir meine Hosen noch passen. Vorausgesetzt, ich bin dann nicht mehr im Wachsaal, kann man bei 43,5 kg ja nachhelfen.

Das bemerken die zwar, aber das kann mir egal sein. Was soll ich denn nur tun? Es ist einfach alles zum Kotzen. Wie gern wäre ich jetzt zu Hause. Überall hatte ich es besser, in jeder Klinik, und nirgends habe ich es geschafft und immer wieder versagt. Aber wie soll man etwas schaffen, wenn man sich innerlich mit aller Macht dagegen wehrt. Man kann doch nur etwas schaffen, wenn man es auch will. Aber das ist etwas, was meine Eltern einfach nicht begriffen haben, dass ich nicht will, sonst hätten sie mir das hier nicht angetan, oder doch? Ich hätte es meinem Kind nicht zugemutet, ich jedenfalls hätte mein Kind sterben lassen, wenn das sein sehnlichster Wunsch wäre, und nicht aus Egoismus, damit ich es nicht verliere, zum Leben, gegen das es sich so wehrt, gezwungen. Ich würde lieber alle Qualen und Folgen auf mich nehmen, als meinem Kind das anzutun. Sollte ich, wenn ich hier herauskomme, Selbstmord machen, werde ich das jedenfalls in meinen Abschiedsbrief schreiben. Ich bin meinen Eltern nicht böse, sie taten es aus Unwissenheit, aber sie sollten ruhig die Wahrheit erfahren. Wenn ich einfach nicht auf meine Art sterben darf, muss es eben anders geschehen.

Heute habe ich mir mein Tagebuch bis zum Punkt der Einweisung durchgelesen. Ich hatte wirklich gute Erkenntnisse, aber leider helfen mir die nicht, meine momentane Panik und Angst zu überwinden. Aber vielleicht helfen sie mir später, wenn ich mein Gewicht habe.

Diese Schweine, diese sadistischen, unmenschlichen Bestien, diese verdammten Mörder! 4500 Kalorien sind ihnen nicht genug, nein, es müssen 6000 Kalorien sein. Jetzt werde ich bestimmt 1 kg am Tag zunehmen. Zwar zeigte die Waage heute keine Veränderung an, aber dass ich zugenommen habe, sehe ich an meinem anschwellenden Bauch. Wo ist meine Kuhle? Meine Beckenknochen? Sie wollen mich so schnell wie möglich auf 45 kg bringen, diese Lügner. Zuerst sagten sie, das Programm bleibe gleich und ich könnte die Zunahme steuern, und jetzt das. Ich sollte doch ein verantwortungsbewusster Mensch werden, stattdessen bin ich ein misstrauisches, scheues, verängstigtes und gehirnloses Geschöpf geworden. Man hat mich hier um den Verstand gebracht. Mörder, Mörder, alles Mörder! Was nützt mir mein Gewicht, wenn Seele und Verstand tot sind. Außerdem ist die Waage kaputt. Verkraftet mein Körper überhaupt diese unmenschliche Anzahl an Kalorien? So viele Kalorien nimmt ja noch nicht einmal ein Schwerstathlet zu sich. Aber mit der Verzweiflung, Angst und Enttäuschung ist auch noch mehr entstanden: maßlose Wut und Hass. Das ist etwas, was mir Angst macht. Ich verspüre die Gier, das Team hier zu töten, und zwar mit meinen eigenen Händen jeden Einzelnen zu erwürgen. Die Kraft dazu verspüre ich auch. Wo soll das alles noch hinführen? Wird sich das denn jemals ändern? Wenn diese verdammte Unförmigkeit nicht wäre! Die Waage haben die Schweine auch noch nicht machen lassen. Ich bestehe darauf, auf einer anständig funktionierenden Waage gewogen zu werden.

Wunder! Heute kann ich wieder einmal an schöne Dinge denken wie Reisen, Sport, Beruf, Liebe, Freunde, das Leben. Vielleicht schaffe ich es ja doch. Wenn ich 43 kg bis 43,5 kg wiege, werde ich mit Wasser nachhelfen. Dann müssen sie mir die Sonde ziehen und mich entlassen. Vielleicht verteilt sich ja doch alles ganz gut. Jedenfalls habe ich heute wieder meine Jeans angezogen, und sie passen noch immer, und sie werden wahrscheinlich auch noch passen, wenn ich 3 kg bis 5 kg mehr wiege. Heute hat der Arzt mit mir gesprochen. Er meint, dass ich nicht 1 Pfund oder gar mehr an einem Tag zunehmen werde und dass ich keineswegs 6000 Kalorien bekomme. Er hat mich gefragt, ob ich das Tricksen endlich aufgegeben hätte. Er meinte, ich müsse endlich die 45 kg akzeptieren, erst dann wäre ich therapiefähig. Allerdings meint er auch, wenn ich darauf bestehe, mit 45 kg entlassen zu werden, könnte ich gehen, gegen ärztlichen Rat. Wie werden meine Eltern zu meiner Entlassung stehen? Aber schließlich liegt es allein in meiner Hand, denn ich trage die Verantwortung für mein Leben. Vielleicht kommt irgendwann einmal der Moment, wo ich von mir aus mehr als 43 kg wiegen will, aber das kann unter Umständen noch Jahre dauern. Jedenfalls will ich nie mehr weniger.

Vor einer Woche bin ich erneut in den Wachsaal gekommen, weil ich wieder gemogelt und abgenommen habe. Jetzt mogele ich schon wieder. Die anderen tricksen schließlich auch, wenn sie mir zu hohe Kalorien aufbrummen. Immer noch diese grässliche Qual durchstehen. Tag für Tag miterleben, wie der Bauch anschwillt, die Kuhle verschwindet, um die Hüftknochen sich Pölsterchen bilden und Arme und Beine dünn bleiben dabei. Die Angst vor der Unförmigkeit macht mir am meisten zu schaffen, aber ich muss ganz einfach versuchen, damit zu leben und fertig zu werden. Zwei Monate bin ich nun schon hier, dann werde ich die nächste Zeit auch noch überstehen, und dann ab nach Hause und so schnell wie möglich in eine Psychotherapie, damit ich nicht wieder abnehme. Morgens ist mein Bauch immer am vollsten, da ich die Nacht ruhig liege, wenig Wasser lasse und weniger mogele.

Bei normalem Essen ist es umgekehrt, da ist man morgens leichter. Sie merken bestimmt, dass ich schummle, aber vielleicht unternehmen sie nichts, solange ich zunehme. Mein neues Motto heißt: Ich habe neuen Mut, es wird alles wieder gut. Aber ich will mit 45 kg keine Therapie machen, denn dieses Gewicht akzeptiere ich einfach nicht. Ich habe nur eine Chance, wenn Wille und Bereitschaft vorhanden sind, und das ist mit 45 kg bei mir nicht gegeben. Wenn das mit der Therapie nicht klappt und man mich unbedingt zur Therapie zwingen will, nehme ich mir das Leben, und zwar mit 4 g Zyankali in destilliertem Wasser.

Ein Zentimetermaß für immer bekomme ich nicht, aber ich kann es einmal am Tag haben. Wenigstens etwas. Ob ich gesund werde, liegt alleine in meiner Hand. Die Erkenntnisse sind da, aber ich habe es trotzdem nie geschafft, Taten zu zeigen. Als kranker Mensch verstecke ich mich vor der Realität und den Anforderungen des Lebens. Ich muss das Leben so akzeptieren, wie es ist, ebenso mich und meinen Körper. Angefangen hat das Ganze wirklich, weil ich das Leben so, wie es mir erschien, nicht akzeptieren wollte und mit meinem Hungern zeigen wollte, dass ich nicht da hineinpasse. Natürlich ist das nur *ein* Grund für meine Magersucht. Halten wir einmal mehrere Gründe fest: Angst vor dem Leben; Angst, erwachsen zu werden; Angst, eine Frau zu werden; Kind bleiben wollen; Protest gegen die kalte Umwelt; Protest gegen die Eltern und den Leistungsdruck. Hungern als Waffe, Gefühl von Macht und Stärke. Flüchten in eine Traumwelt, Ersatz für Liebe. Erotische Gefühle, Dünnsein aus ästhetischen Gründen, täuschendes Gefühl von innerer Freiheit, Selbstbestrafung bei Schuldgefühlen, Schutzbedürftigkeit, Überspielen von Unsicherheit und Angst. Das sind etliche Gründe, von denen vielleicht einige noch immer zutreffen. Aber ich habe es doch nicht nötig, auf diese Weise Probleme lösen zu wollen, Härte und Macht zeigen zu wollen. Probleme geht man auf realistische Weise an. Auf meine Weise betrüge ich mich nur selbst. Wäre ich doch nur nicht so geil auf meinen dünnen Körper, aber wer weiß, vielleicht ist das der größte Betrug und die größte Ausrede, um eine Begründung dafür zu finden, die Krankheit zu behalten und der Realität aus dem Wege zu gehen. Ich muss endlich zum Leben stehen können und einen realen Ersatz für meine Krankheit finden. – Ich glaube, sie wissen genau, dass ich mogele. Hoffentlich erhöhen sie nicht die Kalorienzahl. Bis jetzt hat sich alles ganz gut verteilt. Mittags bekomme ich ein Zentimetermaß …

Wenn ich 45 kg habe, gehe ich. Wahrscheinlich rede ich mir die Angst vor dem zu schnellen Zunehmen und meiner Unförmigkeit wirklich nur ein, um möglichst lange die Verantwortung vor mir herzuschieben, wie ein Alkoholiker, der versucht, sich das Trinken abzugewöhnen, indem er reduziert, oder wie ein Raucher, der versucht, das Rauchen aufzugeben, indem er die Zigarettenanzahl reduzieren möchte, anstatt von heute auf morgen aufzuhören. Was ist schlimmer? Geringere Qualen, aber dafür viel länger, oder entsetzliche Qualen, aber dafür kurz? Könnte ich doch endlich meinen Erkenntnissen entsprechend handeln. Ich habe einfach noch nicht den Mut, meinen Erkenntnissen Taten folgen zu lassen. Aber ich lasse mich nicht mehr ganz so sehr von der Angst hypnotisieren wie anfangs.

Immer wieder muss ich an die Erkenntnisse der letzten Tage denken, und ich glaube, dass sie gut und richtig sind. Trotzdem habe ich einfach noch nicht Mut genug, danach zu handeln, es sei denn, ich springe doch ins kalte Wasser, bis jetzt bescheiße ich aber noch immer. Ich sehe das Wasser, stehe am Beckenrand, aber noch habe ich Angst, zu springen. Man gibt mir hier einen kleinen Stoß; schwimmen lernen muss ich von selbst.

Jedenfalls ist die Sache mit der Pflegschaft nicht so schlimm. In der Hinsicht bin ich also ganz zuversichtlich. Jetzt muss ich also nur noch die Zunahme schaffen. Bis jetzt aber betrüge ich noch und kann es noch nicht ganz annehmen, vielleicht ändere ich es noch, von selber ändert es sich nie.

Immer noch habe ich den Absprung nicht gewagt. Der Arzt hat wohl Recht; ich habe zwar die richtigen Erkenntnisse, aber noch nicht den Mut und die innere Bereitschaft, sie in die Tat umzusetzen. Immer noch rede ich mir zu viel Angst ein und lasse mich von meinen Gefühlen beeinflussen und täuschen. Heute Morgen habe ich allerdings ein Brötchen gegessen. Es würde reichen, wenn ich ca. 250 g am Tag zunehmen würde. Dann hätte ich in zehn bis vierzehn Tagen 43 kg und könnte mein Wasser trinken, obwohl das natürlich schwer wird, denn eine Flasche Mineralwasser fällt mir ja jetzt schon unheimlich schwer, und das ist nur ein Drittel davon. Am liebsten würde ich morgen aufwachen und hätte 43 kg, alles schön verteilt, ohne die Qualen der Zunahme ertragen zu müssen. Aber rede ich mir diese Qualen nicht wieder ein, um eine Begründung für mein Verhalten zu finden?

Ich wusste es ganz genau: Wieder kam ich in Teufels Küche, wieder habe ich betrogen, wieder bin ich im Wachsaal. Wieder kann ich nicht mehr schummeln und werde deshalb schneller zunehmen, als mir lieb ist. Es ist wirklich ein Mist, dass ich nicht mehr das Waschbecken im Zimmer habe. Von den Betrügereien komme ich einfach nicht mehr los. Übrigens habe ich heute zum ersten Mal wieder richtig gegessen: ein Brötchen, ein halbes Mittagessen, ein Stück Kuchen, eine Scheibe Vollkornbrot, allerdings auch nur, weil ich der Ansicht war, mehr betrügen zu können. Es ist wirklich schlimm mit mir, dass mir meine Erkenntnisse noch nicht so helfen, wie sie es sollten, denn noch immer habe ich Angst, ins kalte Wasser zu springen und mich endlich freizuschwimmen.

Wieder bin ich heute Nacht aufgewacht und habe versucht zu schummeln. Es ist wirklich eine langwierige Angelegenheit, die Sondennahrung aus dem Fenster zu lassen; gelegentlich spritzt es gegen das Fenster. Leider mogele ich immer noch, ich lasse mich von der Angst hypnotisieren und unterkriegen. Langsam verstehe ich mich wirklich selbst nicht mehr; vor acht Jahren habe ich es doch auch geschafft, innerhalb von zwei Wochen 5 kg zuzunehmen, nur um meine Reise antreten zu können, warum denn jetzt nicht? Dabei brauchen es jetzt nicht 5 kg zu sein, sondern nur 3 kg, denn wenn ich 1 l Wasser vor dem Wiegen trinken kann, schaffe ich auch 2 l. 250 g Zunahme am Tag wäre doch wirklich nicht zu viel und dann hätte ich es endlich hinter mir. Gestern habe ich wieder meine Jeans anprobiert; 3 kg passen da bestimmt noch hinein, mit der Zeit wird sich das auch noch verteilen, das muss ich mir immer wieder vor Augen halten und einreden, genau wie ich mir die anderen Sachen auch immer nur eingeredet habe. Der Arzt sagte mir: ›Dass Sie das Zeug aus dem Fenster lassen, zeigt mir, an welcher Stelle Sie noch stehen … Es geht um Ihr Leben!‹ Ja, es geht um mein Leben, das muss ich endlich innerlich akzeptieren. Begriffen habe ich es schon, aber innerlich bin ich noch nicht so weit, es zu akzeptieren. Ich lasse mich von der Angst noch zu sehr hypnotisieren. Hoffentlich hält es diesmal und ich kann mein Gewicht endlich steigern bzw. halten; wenn nicht, nehme ich mir auf richtige Art das Leben. Mich noch einmal so an den Abgrund bringen, mache ich nicht. Nun weiß ich endgültig, dass sich ohne mein Zutun nichts ändert; bis jetzt glaubte ich nämlich immer an ein Wunder, ich hoffte, dass sich etwas von selbst ändert. Es gibt so viel wahres Leid auf dieser Welt, und ich schaffe mir Probleme, wo es wirklich nicht nötig wäre, statt endlich einmal dankbar für das Leben zu sein und etwas daraus zu machen. Gerade der Glaube kann den Menschen stark machen, stark in Schmerzen … Du bist noch jung, und es ist noch nicht zu spät … beginne endlich zu leben.

Heute habe ich wieder schreckliche Angst. Ich könnte schreien, dass ich keine Bauchkuhle mehr habe und meine Beckenknochen nicht mehr hervorstehen. Das schmerzt so sehr, dass ich es nicht beschreiben kann. Wenn ich daran denke, dass mir noch 3 kg fehlen, wird mir vor Angst und Schmerz richtig schwindlig. Wenn es mir doch endlich gelingen würde, über meinen Schatten zu springen. Immer wieder muss ich an Zeiten denken, in denen ich glücklich war und das Leben liebte. Zwar waren es derer nicht viele, aber immerhin wenige. Mit 3 kg bis 5 kg mehr bin ich noch keineswegs zu dick. Warum nur macht mir die Zunahme solche Schwierigkeiten? Wenn ich doch das alles nur begreifen könnte. Meine Haare gehen aus und werden immer heller, aber solche Dinge sind ganz unwichtig und belanglos. Bald werde ich schnell zunehmen, denn ich kann keine Sondennahrung mehr aus dem Beutel in mein Bett laufen lassen. Was soll ich bloß tun? Einfach versuchen, mit der Angst zu leben, und die Qual der schnellen Zunahme durchstehen? Wahrscheinlich wäre das die beste Lösung. Aber ich kann mich einfach nicht dazu überwinden, immer wieder rede ich mir ein, dass ich dann unförmig werde, um wahrscheinlich so meine Unfähigkeit zu leben zu überspielen und eine Begründung zu finden.

Heute habe ich 41,9 kg auf die Waage gebracht! Hoffentlich habe ich es bald geschafft! Wenn ich noch 1 kg mehr draufhabe, stürze ich mich in eine Fress-Sauf-Orgie. Ich kann nur beten, dass die den Fehler auf der Waage nicht bemerken oder ich nicht verlegt werde. Ob es möglich ist, von einem auf den anderen Tag 3 kg zuzunehmen, wenn man alles, was man kriegen kann, in sich hineinstopft und zudem auch noch die Sondenkost bei sich behält? Am liebsten würde ich nachfragen, ob es zumindest in der Theorie möglich ist. Wenn sie mir das bestätigen, käme es auf einen Versuch an. Aber das ist doch wohl nicht so ganz realistisch. Aber dann wöge ich in Wirklichkeit vielleicht nur 41,5 kg und müsste für die Therapie noch 1,5 kg zunehmen. Aber ob ich es einmal wagen soll, in dieses kalte Wasser zu springen, es einfach einmal versuchen soll? Wenn ich nur wüsste, ob sie dann die Sonde ziehen und mich entlassen, dann täte ich es. Ich wüsste zwar dann, dass ich keine 45 kg real wiege, aber wenn sie sich an die Abmachung halten und mich entlassen, kann es mir ja sowieso egal sein. Nach mir die Sintflut. Ich weiß dann zwar genau, was sie von mir halten, aber das kann mir egal sein. Zu Hause kann ich immer noch 1,5 kg zunehmen.

Ich habe das ganze Mittagessen aufgegessen, natürlich fühle ich mich dementsprechend voll und satt, allerdings wäre es einfach zu ärgerlich, wenn ich morgen die 45 kg nicht geschafft haben sollte und alle Mühe umsonst gewesen wäre, einfach entsetzlich. Jedenfalls habe ich mir in den Kopf gesetzt, bald die 45 kg zu bringen, egal wie, und wenn die sich nicht an die Abmachung halten wollen, werde ich sie auf alle Fälle verklagen. Ich werde trinken und trinken. Mein armer Magen wird ziemlich strapaziert werden. Sollte ich es geschafft haben, bestehe ich auf meiner Entlassung. Dann hält mich hier nichts, aber auch gar nichts mehr. Gott, wenn ich mich doch jetzt nicht schon so satt und voll und aufgeblasen fühlte! Was meine Eltern wohl sagen werden, wenn ich es geschafft habe? Ob ich ihnen dann sagen soll, dass ich in Wirklichkeit nur 42 kg wiege? Jedenfalls möchte ich 43 kg irgendwann auf alle Fälle erreichen und halten. – Ärgerlich wäre es, wenn ich nur 44,5 kg auf die Waage brächte. Ich muss viel trinken vor dem Wiegen. Aber schon ein Liter bereitet mir Schwierigkeiten. Doch irgendwie muss es zu schaffen sein. Aber halt, in meiner Berechnung stimmt etwas nicht: Die 42 kg hatte ich ja bereits mit 1 l Wasser, so eine Scheiße! Versuchen tue ich es aber trotzdem. Jedenfalls will ich jetzt schon anfangen, Flüssigkeiten zu sammeln, Kaffee, Tee, Wasser. Dann lasse ich mir heute Abend noch eine Flasche Wasser geben und von der Nachtwache einen Tee kochen. Dann hätte ich ungefähr 3 l beisammen. Vielleicht reicht das aus. Wehe, die ziehen mir die Sonde nicht, wenn ich 45 kg auf der Waage habe, so oder so.

Wenn die mir bei 45 kg nicht die Sonde ziehen, mache ich auch keine Therapie. Dann brauche ich mich auch nicht an mein Wort zu halten, wenn man sich hier nicht an sein Wort hält. Jedenfalls habe ich wieder viel Kraft, kann fast eine Stunde auf der Stelle laufen und eine knappe Minute Handstand ohne Wand machen. Kniebeugen und Liegestützen machen mir keinerlei Mühe mehr. Gestern Abend habe ich mich im Spiegel wieder richtig gesehen und da fand ich mich noch nicht zu dick. Wenn ich doch nur endlich einsehen würde, wie unwichtig die Figur ist. So viele wichtige und gute Erkenntnisse habe ich schon, aber was nutzen die mir, wenn immer noch die innere Einsicht und Bereitschaft fehlen. Aber ich kann jedenfalls sagen, dass ich das Schlimmste hinter mir habe. Sollten die mir bei 45 kg die Sonde nicht ziehen wollen, verklage ich sie.

Wenn ich ehrlich bin, hat bis jetzt alles gestimmt, was man mir hier gesagt hat: Ich habe wieder normalen Stuhlgang, und alles hat sich, zumindest verhältnismäßig, gut verteilt.

Eigentlich fühle ich mich gar nicht einmal zu dick mit 43,2 kg. Ich beginne meinen Körper mit diesem Gewicht zu akzeptieren. Hoffentlich bleibt es auch dabei. Arme und Beine finde ich sogar immer noch zu dünn. Allerdings verabschiede ich mich jeden Abend von meiner Figur, um am nächsten Tag entsetzt und aufgedunsen wieder aufzuwachen. Aber da geht nun einmal kein Weg daran vorbei. Ob ich lange auf einen Therapieplatz warten muss? Wie lange mag so eine Therapie wohl dauern?

Wenn ich an den Winter vor einem Jahr denke, da war ich in London. Ist das schon wieder ein Jahr her! Es war schön und auch wieder nicht schön dort: essen zu dürfen, was und wann ich wollte, abnehmen und mich dabei wohl fühlen, äußerlich mein eigener Herr sein, nicht kontrolliert werden, all das habe ich genossen. Aber andererseits: die zwanghaften Spaziergänge, die vielen Restaurants und meine ständige Angst zuzunehmen, das war die Kehrseite. Wird das nun endlich bald ein Ende haben, oder wird alles von vorne beginnen, wenn ich hier herauskomme? Davor habe ich Angst, denn allein der Gedanke, dürr und abgemagert zu sein, meine Knochen zu spüren, bereitet mir immer noch Lust und versetzt mich in einen Rausch, fast in Ekstase. Dagegen muss unbedingt etwas unternommen werden. Nein, dagegen muss ich etwas unternehmen. Dabei bin ich von Natur aus hübsch, das merke ich ja jetzt schon, wenn ich mein Gesicht im Spiegel betrachte. Mit meinem Körper kann ich mich immer noch nicht anfreunden, ich empfinde mich als schwer, dick und aufgeblasen, und das bei 42,5 kg.

Eigentlich bin ich wirklich ein Schwein. Heute kamen die so spät zum Wiegen, dass ich ganz nötig vorher musste. Vor lauter Verzweiflung habe ich gepinkelt und den eigenen Urin wieder gesoffen. Aber es war ja sowieso nur Wasser. Die Nacht habe ich die Sondenkost zum Fenster hinausgelassen und das Fenster beschmutzt. Gymnastik habe ich kaum gemacht. Menschenskind, wenn die mir morgen die Sonde trotzdem nicht ziehen, was mache ich dann bloß? Auf alle Fälle will ich meinen 43er-Körper morgen genau anschauen und mich damit abfinden. Vor dem Trinken werde ich meine Jeans anprobieren. Die Waage muss morgen jedenfalls stimmen, und sollte ich wieder pinkeln müssen, saufe ich Schwein meinen eigenen Urin, es ist ja sowieso nur Wasser. Die Inder tun das auch. Ungesund ist es bestimmt auch nicht. Hoffentlich kommt heute wieder ein Unwetter wie gestern, dann wird die Scheibe wenigstens sauber von meiner Sondenkost. Ob ich die auch ersetzen muss? Wie teuer mögen die Matratzen sein? Es ist eine Scheiße, und das nur wegen der 45 kg. Die ziehen mir morgen die Sonde bestimmt. Dick und aufgeschwemmt bin ich geworden, meine Knochen stehen nicht mehr hervor. Ich will so nicht leben, lieber sterben als 45 kg wiegen. – Jedenfalls habe ich mein reales Idealgewicht von 43 kg endlich erreicht. So schlimm ist es nicht, die Jeans passen immer noch und mit der Zeit wird es sich wohl auch gut verteilen. Mit diesem Gewicht will ich mich anfreunden und es auch halten, so und nicht anders. In der Nacht hat es gottlob ziemlich geregnet, sodass einiges von der Scheibe abgegangen ist.

Endlich geschafft! Mein Realgewicht von 43 kg habe ich erreicht. Ich habe dann 2 l Wasser getrunken, allerdings bin ich wirklich eine Sau, ein Schwein. Da ich nicht genug Wasser hatte, habe ich meinen Urin mit Wasser vermischt und gesoffen, danach sogar pur. Dafür hasse ich mich und verachte mich. Da ich nicht genau wusste, ob es 45 kg waren, habe ich noch schnell einige Schlucke aus der Blumenvase genommen. Dann wurde die Sonde gezogen. Allerdings war mir heute Morgen im Bad ziemlich übel und ich hatte auch Durchfall. Ob meine Eltern schon wissen, dass die Sonde draußen ist? Was sie wohl mit mir vorhaben? Wenn ich doch nur auf alle meine Fragen endlich eine Antwort bekäme!

Am 4.2. bin ich entlassen worden. Es war ein Geschenk für mich. Allerdings habe ich mein Realgewicht von 43 kg innerhalb eines Tages verloren. Seit dem 15.2. bin ich nun in einer Therapieklinik, aber die kalte Dusche kam direkt nach der Ankunft: Sie machen hier Verhaltenstherapie und haben mein Zielgewicht auf 48,5 kg festgelegt. Das ist für mich einfach indiskutabel, mir sind ja schon 45 kg zu viel, geschweige denn 48,5 kg. Ich habe mir vorgenommen zu bleiben, bis ich 43 kg habe, dann kann ich immer noch gehen. Eine Verlängerung nehme ich auf keinen Fall an und niemand kann mich hier festhalten. Die Therapeuten sagen auch, dass sie mich nicht zwingen können, gegen meinen Willen hier zu bleiben. Wenn ich gewusst hätte, dass hier Verhaltenstherapie gemacht wird, wäre ich auf keinen Fall gekommen. Das ist nun die letzte Therapie, die die Kasse bezahlt. Vielleicht bleibe ich vier Wochen hier, vielleicht auch nicht. Es kommt ganz auf meinen Willen und mein Gewicht an, jedenfalls kann mich keiner zu mehr als 43 kg zwingen.

Wider Erwarten habe ich heute nicht zugenommen, und das, obwohl ich 0,3 l Wasser getrunken habe. Der Arzt sagte mir, er werde mich mit 43 kg nicht entlassen. Natürlich könnte er mich nicht zwingen, hier zu bleiben, ich könnte ohne ärztliche Einwilligung gehen. Wenn meine Eltern mich mit 43 kg nicht nehmen, haue ich ab und mache erst einmal eine anständige Reise, solange mein Geld reicht. Aber vielleicht nehmen sie mich ja mit 43 kg. Mein Gott, und ich wollte lernen, richtig zu leben. Tief im Inneren weiß ich, dass ich für immer verloren bin und es für mich keine Hoffnung mehr gibt, aber solange ich noch existiere, halten mich meine Illusionen aufrecht. Ich will versuchen, das Beste daraus zu machen. Tief im Inneren sehne ich mich nach Liebe und Geborgenheit. Nach außen gebe ich mich willensstark, frei und gelassen, aber im Inneren bin ich schwach wie ein Blatt im Wind.«

Dieses Tagebuch hat mich sehr betroffen gemacht. Melanie offenbart darin ein Wissen über die Anorexia nervosa, ihre Ursachen und Auswirkungen in alle Lebensbereiche, das anderen Patientinnen vermitteln zu können ich mir wünschen würde. Die sensible Selbstanalyse, die Einsicht in die Sinnlosigkeit der Reduktion des Lebens auf die Waage hat aber Melanie nicht abgehalten, sich für ein Leben *mit* der Magersucht zu entscheiden.

Melanie ist keine Ausnahme, wenn sie uns auf die Grenzen unserer therapeutischen Möglichkeiten hinweist.

Gegen Hoffnungslosigkeit

Unser Verständnis der Anorexia nervosa und unser Wissen über die angemessene Behandlung weisen sicher noch viele Lücken auf. Jeder Therapeut erfährt Grenzen seiner Behandlungsmöglichkeiten, aber nichts rechtfertigt eine generelle Resignation. Dies gilt für jeden Einzelfall, jede Patientin, die unsere Hilfe sucht, auch wenn alle Umstände für einen negativen Verlauf sprechen. Unser Wissen reicht nicht aus, ein Aufgeben der Bemühungen zu begründen. Lange, viele Jahre andauernde Erkrankung wird immer wieder als Indikator für eine ungünstige Entwicklung genannt. Heißt das aber, dass es nach einer Zahl von Jahren in der Magersucht keine Hoffnung mehr gibt?

Henriette hat siebzehn Jahre in der Magersucht gelebt. Sie hat in dieser Zeit keine Behandlung erfahren und eine Behandlung für sich auch immer abgelehnt. Henriette hat viel zu diesem Buch beigetragen. Sie hat über ihre Verzweiflung in den letzten Jahren geschrieben, ihre Hoffnungslosigkeit, als sie in die Klinik kam, über den Verlauf ihrer Krankheit, ihre Ideologie und ihre Probleme in der Behandlung.

Kurz bevor Henriette die Klinik verließ, schrieb sie in ihren Aufzeichnungen:

Henriette:
»Es sind diese Augenblicke, die ich nicht in Worte fassen kann, die mir viel Kraft und Lust auf ein neues Leben geben. Es sind Augenblicke, in denen ich fühle und spüre, dass ich glücklich bin und es immer wieder sein kann. In den vergangenen Monaten hat sich viel für mich geändert: Ich kann wieder mit mir leben, trotz allem, was war, was ist, was immer sein wird und was mir ein Leben in den vergangenen Jahren unmöglich erscheinen ließ. Es ist eigentlich gar nicht so schwer, das habe ich in der Klinik gelernt, mit anderen Menschen zu reden, zu lachen oder zu weinen. Es ist darum auch

gar nicht mehr so schwer für mich, mit mir zu leben als gar nicht perfektem Menschen. Es werden sicher wieder Zeiten kommen, in denen ich kämpfen muss. Aber ich werde kämpfen und werde mich mit mir auseinander setzen und mich an die Zeit in der Klinik erinnern, eine Zeit, in der mir die Auseinandersetzung mit mir zu einer Selbstverständlichkeit und zu einem Bedürfnis geworden ist. Ich habe die Chance zu einem neuen Leben bekommen, ich habe verstanden, was es heißt, zu leben, was Leben sein kann. Ich bin voller Spannung und voller Neugier, voller Vorfreude auf die Zeit nach der Klinik, in dem Bewusstsein, dass das, was ich mir in all den Jahren immer erträumt und gewünscht habe, auch für mich möglich ist: ein ganz normales Leben, ein Leben ohne Krankheit, ohne Isolation und ohne Einsamkeit. Es war eine gute Zeit. Ich werde vieles vermissen, dennoch bin ich nicht traurig, denn für mich ist es nur der letzte Schritt zu einem neuen Anfang.«

Wir können über Henriettes weiteren Weg nichts sagen.

Aber was spricht für Hoffnungslosigkeit? Was spricht gegen Hoffnung?

Ess-Störungen überwinden

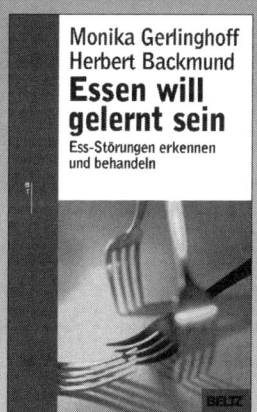

Monika Gerlinghoff
Herbert Backmund
Essen will gelernt sein
Ess-Störungen erkennen
und behandeln

Essen kann jeder, oder? Nein, meinen die Autoren aus dem weltweit anerkannten »Therapie-Centrum für Ess-Störungen« (TCE) in München, Essen will gelernt sein, denn: Die Grenzen zwischen anscheinend normalem Essverhalten und ernsthaften Ess-Störungen wie Magersucht und Bulimie sind fließend. Aus jahrelanger Erfahrung in der Behandlung von essgestörten Patienten und aus der Sicht von Betroffenen werden Möglichkeiten aufgezeigt und Anleitungen gegeben, wie das eigene Essverhalten analysiert und Störungen überwunden werden können.

Monika Gerlinghoff / Herbert Backmund
Essen will gelernt sein
Ess-Störungen erkennen und behandeln
Beltz Taschenbuch 810, 207 Seiten
ISBN 3 407 22810 4

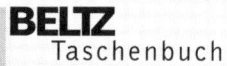

BELTZ
Taschenbuch

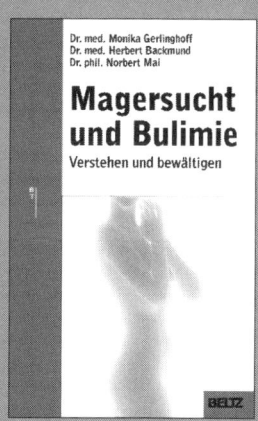

In sich und der Welt ruhen

Eckhard Schiffer

Wie Gesundheit entsteht

ESSAY

Salutogenese: Schatzsuche statt Fehlerfahndung

BELTZ
Taschenbuch

Wie ensteht Gesundheit? Eine Frage, die sich kaum jemand stellt.

Über die Krankheit haben die Mediziner weitgehend die Gesundheit vergessen. Aber was genau ist Gesundheit, wenn wir sie nicht nur als Abwesenheit von Krankheit betrachten?

Das fragt Eckhard Schiffer, Analytiker, Arzt und Autor des Klassikers zur Suchtprävention *Warum Huckleberry Finn nicht süchtig wurde*. Nicht nach Fehlern und Störungen, die zur Krankheit führen, will er suchen, sondern nach schöpferischen Kräften, die seelische und körperliche Gesundheit von Kindheit an ermöglichen. Dabei stützt er sich auf das Konzept der Salutogenese – wörtlich übersetzt: Gesundheitsentstehung – Aaron Antonovskys und den Begriff der »Kohärenz« als Gefühl, »innerlich zusammengehalten zu werden, nicht zu zerbrechen und auch in äußeren Anbindungen Unterstützung und Halt zu finden«. Hat sich dieses Kohärenzgefühl in der Kindheit entwickelt, kann es in Krisen und Krankheitszuständen abgerufen werden. Dann können wir bedrohlichen Situationen und Belastungen positiv begegnen, wir nehmen sie als Herausforderungen an und zerbrechen nicht an ihnen.

»Schiffer schreibt über diesen inneren, abrufbaren Schatz, diese Stärke und eigene Möglichkeit der Lebensbewältigung, die gesund erhält und gesund macht, jenseits der medizinischen Fehlerfahndung.«
Süddeutsche Zeitung

Eckhard Schiffer
Wie Gesundheit entsteht
Salutogenese: Schatzsuche statt Fehlerfahndung
Beltz Taschenbuch 90
184 Seiten
ISBN 3 407 22090 1

Originalausgabe

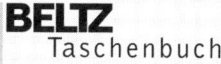

BELTZ
Taschenbuch

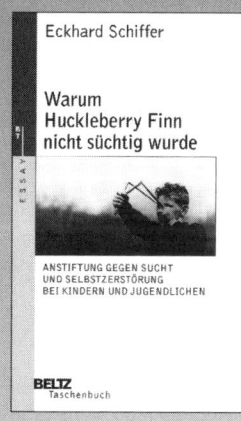
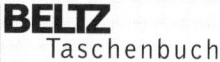